Schirner Verlag

Die Autorin

Jutta Nebel wurde 1960 geboren und ist Heilpraktikerin. Während ihrer schamanischen Ausbildung, die im Jahre 2000 begann, entdeckte und entwickelte sie die Fähigkeit, an der eigenen Heilung zu arbeiten, andere zur Selbstheilung anzuleiten und sich selbst und anderen verschüttete innere Persönlichkeitsanteile bewusst zu machen. Durch ihre Einfühlsamkeit und Hochsensitivität, die sie in früheren Jahren immer als Handicap empfunden hatte, ist sie heute in der Lage, auch anderen Betroffenen dabei zu helfen, sich selbst zu erkennen und bei sich anzukommen.
Sie bietet auf Anfrage weiterführende Informationen zum Thema Hochsensibilität an. Wenn Sie mehr über sie und ihre Arbeit erfahren wollen, oder Kontakt aufnehmen möchten, können Sie das über ihre Homepage: www.Das-Wasser-des-Lebens.eu

Das Buch

Aufgrund einer physiologischen Disposition des Nervensystems haben hochsensible Personen (HSP) eine erhöhte Empfänglichkeit für Reize. Sie nehmen z. B. Geräusche oder Gerüche, subtile Veränderungen, unterschwellige Stimmungen ihrer Mitmenschen oder auch ihre eigenen Erinnerungen, Vorstellungen und Gedanken sehr viel intensiver auf als die meisten ihrer Mitmenschen. Die Autorin, selbst eine HSP, hatte sich seit ihrer Kindheit missverstanden und anders als die anderen gefühlt und über Jahre hinweg Geschichten verfasst, um ihre Gefühle zu verarbeiten und sich selbst Mut zu machen. Als sie durch Zufall erkannte, dass sie hochsensibel ist und es viele Menschen gibt, denen es genauso geht wie ihr, fasste sie die Geschichten zu einem Buch zusammen und gibt dem Leser damit hilfreiche Methoden an die Hand, wie man entnervende Situationen leichter und mit Gewinn meistern kann.

Jutta Nebel

Wenn du zu viel fühlst

Wie Hochsensible den Alltag meistern

Schirner Verlag

ISBN 978-3-89767-382-3

Jutta Nebel:
Wenn du zu viel fühlst
Wie Hochsensible den Alltag meistern

Umschlag: Murat Karaçay, Schirner
Redaktion: Heike Wietelmann, Schirner, Susanne Hühn
Satz: Heike Wietelmann, Schirner
Zeichnungen: Jutta Nebel
Printed by: OURDASdruckt!, Celle, Germany

www.schirner.com

7. Auflage 2011

Inhalt

Vorwort

Ursprünglich war dieses Buch einmal als kleines Geschichtenbuch gedacht, als eine kleine Ansammlung von Lebensgeschichten, wenn nicht gar Überlebensgeschichten! Ich muss gestehen, die meisten meiner kleinen und großen Heldinnen haben eine Gemeinsamkeit, nämlich mich. Auch wenn sie unterschiedlich heißen, sind sie von der gleichen Absicht getrieben: mit dem Leben zurechtzukommen! Ich habe all diese Geschichten irgendwie und irgendwann einmal aufgeschrieben, auf fliegenden Blättern, die ich lange danach in alten Ordnern wiederfand, unter der Schreibtischunterlage, als Lesezeichen in Büchern. Einige davon hatte ich auch auf dem Computer gespeichert, hatte einige kleine Tagebücher angefangen, immer nur ein paar Seiten beschrieben, die Büchlein dann aber zweckentfremdet als Vokabelbuch, Terminkalender oder Notizblock.

Doch eines Tages überkam mich das Bedürfnis, all diese Geschichten zusammenzustellen. Und das kam so: Ich war zufällig auf einen meiner kleinen Berichte gestoßen, und hatte ihn – da ich mich gerade in einer bedrückenden Lebenssituation befand – als sehr tröstlich empfunden. Mir war in diesem Moment zunächst gar nicht bewusst, dass diese kleine Erzählung von mir stammte.

Der eigentliche Anstoß war aber folgender: Ich war auf der Suche nach einem Buch, das mir in meiner vertrackten Situation weiterhelfen sollte, ich kam mal wieder absolut nicht mit dem Leben zurecht. Also zog ich los. Ich besuchte eine größere Buchhandlung, in der ich bisher meist fündig geworden war, wenn es um Schamanismus und Spiritualität ging, und fragte nach Lebensberatung, möglichst nicht so ein großer Wälzer, etwas in kleinen Happen.

Aber an diesem Tag fand ich nichts für mich! Keines der Bücher schien etwas mit mir zu tun zu haben, mit meinen Nöten, meinen Gefühlen, meinen Problemen. Das brachte mich dazu, im Internet beziehungsweise in schon von mir heruntergeladenen Texten zu stöbern. Nichts. Und dann, auf einmal, entdeckte ich meine eigenen Geschichten wieder – und fand Trost darin. Also entschied ich mich, all meine Aufzeichnungen, derer ich habhaft werden konnte, zusammenzustellen.

Zuerst einmal wurde daraus eine Art kleines Märchenbuch. Für Außenstehende schienen die Geschichten ohne jeglichen Zusammenhang zu sein, denn niemand außer mir wusste, dass sie sich immer wieder um ein und dieselbe Person drehen, die massive Schwierigkeiten mit den großen und kleinen Belangen des Alltags hat. Aber dabei blieb es dann auch erst einmal – die Geschichten waren immerhin zusammengestellt und ordentlich abgespeichert, aber irgendetwas fehlte.

War es der Sinn?

Die Zeit verging und die Geschichten hätten mit der Zeit auch noch Geschwister bekommen können, denn mein Leben ging ja weiter, wurde auch nicht einfacher und wollte gelebt und verstanden werden.

Ich las Unmengen an Büchern über Spiritualität, Heilkunde, Psychologie, Schamanismus, Steinheilkunde und dergleichen. Warum stieß ich niemals auf Geschichten wie meine?

Am besten erkannte ich mich und fühlte ich mich heimisch bei den Schamanen.

Warum hatte ich es so schwer, warum war ich so empfindlich, warum fühlte ich mich so merkwürdig, so fremd, wie von einem anderen Planeten?

Warum war ich so schnell erschöpft, überreizt, konnte so viel weniger leisten, als all die Menschen, die ich kannte? Warum konnte ich nicht so ausgelassen feiern wie andere, nicht loslassen und genießen?

Was war falsch an mir? War ich etwa krank?

Ich begann, mich mit Homöopathie zu befassen, las mich immer tiefer in die Materie hinein und begab mich in homöopathische Behandlung. Auf einmal meinte ich zu spüren, wie es sein könnte, wenn ich normal wäre, Energie hätte, Kraft. Ich erlebte zeitweise deutliche Verbesserungen, aber auch wieder Abstürze.

Als ich es einmal wieder vor Überreizung nicht aushielt und meine Therapeutin nicht erreichbar war, gab ich im Internet zwei Suchbegriffe ein: »Homöopathie« und »hochsensibel«! Eine der ersten Seiten, die daraufhin angegeben wurden, lautete: *www.hochsensible.de*. Leider existiert diese Seite nicht mehr.

Dort las ich zum ersten Mal etwas darüber, was mit mir los ist. Kurz und knapp wurden dort Menschen wie ich also Hochsensible beschrieben. Menschen, die sehr häufig von den sie umgebenden Reizen überflutet werden, deren Wahrnehmung ungefiltert bis ins Gehirn vordringt und dort in fast unerträglicher Weise nervliche Erregung produziert.

Ich erfuhr, dass hochsensible Menschen besonders feinfühlig und empfindsam sind, weil sie aufgrund einer physiologischen Disposition ihres Nervensystems eine erhöhte Empfänglichkeit für Reize haben. Dies beziehe sich sowohl auf äußere Reize (Geräusche oder Gerüche) als auch auf innere (Erinnerungen, Vorstellungen, Gedanken, Gefühle). Diese erhöhte Aufnahmebereitschaft für Reize führe dazu, dass sie mehr Informationen aufnehmen könnten als ihre nicht hochsensiblen Mitmenschen, sodass sie Dinge registrieren, die anderen entgehen, und diese dann als wertvolle Hinweise und Informationen an ihre Mitmenschen weitergeben könnten.

Diese Vorzüge kenne ich sehr gut und habe sie auch in meinen Geschichten beschrieben. Es ist ein umfassendes Verstehen von Situationen, die Fähigkeit, spontan Verknüpfungen zu bilden und dadurch, oft ohne es genau zu wissen, die Dinge hinter den Dingen zu sehen. Es bedeutet auch, durch Hören von Musik, das Betrachten eines Bildes oder das Anschauen eines Filmes in intensive Gefühle versetzt zu werden. Ich erlebe manchmal regelrechte Gänsehautkaskaden, wenn ich bestimmte Musikstücke höre oder anrührende Erlebnisse habe. Ich kann wie auf einer Gefühlsorgel spielen, wenn ich bestimmte Musikstücke höre. Manchmal mache ich das sogar forciert, um stecken gebliebene Emotionen zu lösen oder auszulösen! Wenn ich eine Reihe von beliebigen Bildern betrachte, kann es passieren, dass meine Laune schlagartig umschlägt – mag das, was auf dem Bild gezeigt wird, noch so belanglos sein. Vielleicht ist es auch schon die bloße Farbkombination, die das bewirkt! Gerüche, wie zum Beispiel der von frisch angerührtem Beton, öffnen das Tor zu meiner Kindheit, in der viele schöne Erlebnisse mit eben diesem Geruch verbunden waren. Andererseits verursacht bei mir allein schon der Geruch von Benzin Reisekrankheit, auch noch heute, obwohl die damit verbundenen unangenehmen Erfahrungen weit zurückliegen. So etwas mag auch bei Nicht-HSPen vorkommen; der hochsensible Mensch erhält von einer Situation jedoch viel mehr Eindrücke und kann dadurch, dass sich diese im Unterbewusstsein zu einem umfassenden Bild formen, mehr erkennen, besser verstehen, durchschauen, was sich hinter der jeweiligen Situation verbirgt.

In unserer modernen, durch Hektik und Medienüberflutung geprägten Zeit kann sich eine hohe Sensibilität aber auch als Nachteil auswirken. Was viele Menschen nicht stört wie z. B. laute Musik oder starke Gerüche, kann für hochsensible Menschen stark stimulierend und damit stress-auslösend sein. In einem solchen Zustand wird ein Mensch überwältigt von der Masse der Information, die er aufgenommen hat und verarbeiten muss. Da die erhöhte Reizempfänglichkeit stärker belastet als die durchschnittliche, ist es wichtig, sich rechtzeitig Auszeiten zu nehmen, in denen man sich regenerieren kann.

Auch diese Züge sind mir, wie schon erwähnt, nur allzu vertraut. Ich erkannte mich rundherum in diesem Text und begann, ein kleines bisschen Hoffnung zu spüren. Ich bin also gar nicht so verkehrt? Bin nicht falsch, nicht merkwürdig, nicht fremd? Es gibt noch mehr Leute wie mich?

Plötzlich ergab alles einen Sinn, auch mein Geschichtenbuch!

Die in diesem Buch zusammengefassten Erzählungen sind alles Geschichten einer hochsensiblen Person (HSP, Highly Sensitive Person)! Mein Wunsch ist, dass Menschen, die ähnlich wie ich auf der Suche nach sich selbst sind und vielleicht aus denselben Gründen wie ich an sich und ihrem Leben fast verzweifeln, sich in diesen Lebensgeschichten selbst finden und erkennen dürfen. Zu wissen, man ist nicht zwangsläufig krank, nur anders, und vor allem nicht allein in diesem Zustand und mit dieser Begabung, birgt eine riesig große Erleichterung!

Zur besseren Lesbarkeit benutze ich folgende Abkürzungen:

HSP – Hochsensible Person (highly sensitive Person)
HSPen – Hochsensible Personen

Ich beginne mit einer Geschichte, die weit in meine Kindheit zurückreicht. Ich lade Sie ein, diese zu lesen und zu sehen, ob sie Resonanz bei Ihnen erzeugt – wer weiß, ob Sie die angefügten Erklärungen dann überhaupt noch brauchen …

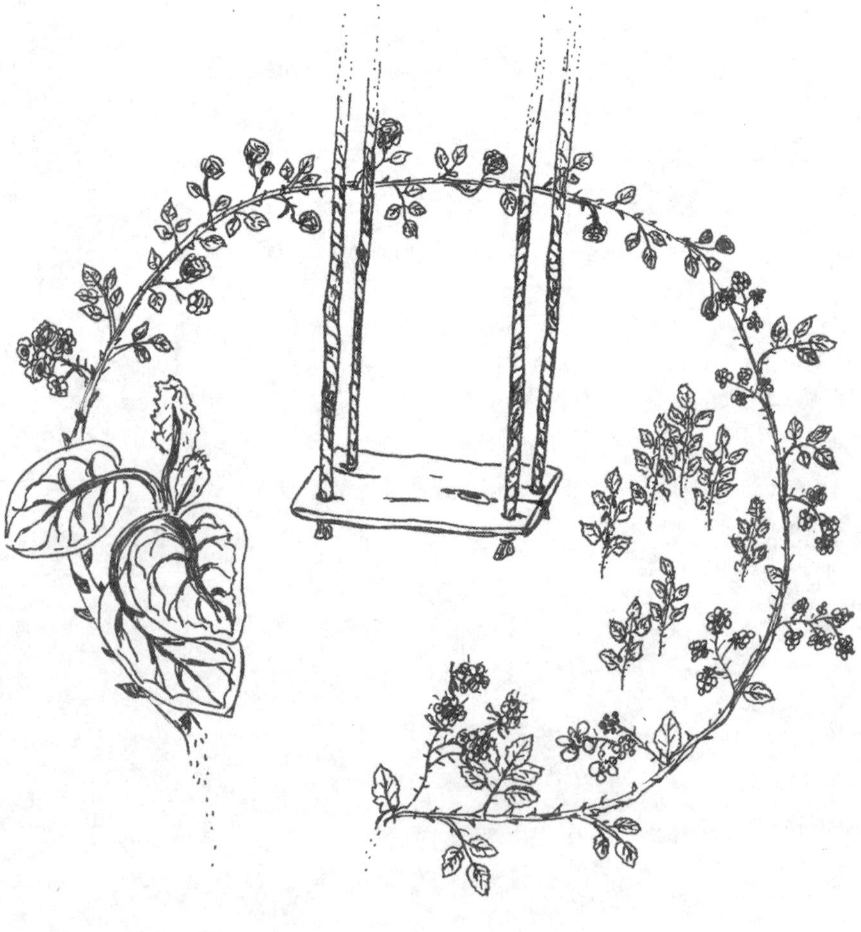

Was dahintersteckt

Sie war nie ein wildes Kind, niemals! Eher angepasst, brav, unauffällig, aber düster, weinerlich, traurig! Ihre Mutter sagte immer: Lach doch mal, was denken denn sonst die Leute? Sie liebte ihr Mohrle, ihre schwarze Katze, die, als sie sieben wurde, ihren Geburtstagskuchen, am Rand annagte, als alle schliefen. Mohrle war es gewohnt, die Obstkuchenränder zu naschen, und sie bekam sie beim Kuchenessen auch immer von der Familie zugesteckt. Diesmal bediente sich Mohrle selbst – ganz anders als Elli. Mohrle war sehr viel mutiger als ihre kleine Herrin. Elli sagte nie klar »Ja« oder »Nein«. Sie hoffte immer, dass die anderen wussten, was sie wollte und was nicht.

Elli wurde es übel, wenn Onkel Günter, den sie liebte, weil er so schöne Locken hatte und sie ihn stundenlang kämmen durfte, wenn also Onkel Günter mit seinem VW-Käfer ankam, um sie alle zu einem Ausflug abzuholen.

Der Käfer stank nach Benzin und ihr wurde schlecht, obwohl sie vorne saß. Es half nichts, dass sie sagte (oder zumindest glaubte, es gesagt zu haben), dass sie nicht mitfahren wollte. Von da an wurde ihr in jedem Auto übel, egal, wer es fuhr. Denn sie wollte nie mitfahren, aber es fragte ja keiner, und ihre Antwort verstand sowieso niemand.

Elli konnte nie loslassen, sie musste immer auf sich aufpassen, sich immer unter Kontrolle halten, sich zusammenreißen, denn keiner wollte wissen, wann es ihr schlecht ging und warum. Wenn sie ihre Bedürfnisse äußerte, hieß es: »Das bildest du dir nur ein, stell dich nicht so an, steigere dich nicht so rein, das meinst du nur!«

Dadurch lernte sie, sich selbst und ihren Gefühlen nicht zu vertrauen! Wem also dann?

Elli fühlte sich nur auf festem Boden wohl. Hob jemand sie unverhofft hoch, schrie sie vor Angst. Sie versuchte, wie andere Kinder zu schaukeln und ihr wurde sofort schlecht, wie beim Autofahren. Sie versuchte Karussell zu fahren – wieder wurde ihr schlecht. Manchmal wollte sie doch auch mal ein bisschen leichter sein, aber das ging nur beim Reiten. Da konnte sie sich tragen lassen, da konnte sie vertrauen. Und wenn sie mal hinunterfiel, konnte sie wieder aufsteigen. Daher fuhr sie mit der Zeit nicht mehr mit auf Ausflüge, sondern ging zum Reiten.

Elli wurde erwachsen, hatte ihre Hochs und Tiefs im Leben. Aber eines verlor sie nie: die Angst, den Boden unter den Füßen zu verlieren. Und eines hatte sie immer noch nicht gefunden: Vertrauen!
Bis zu jenem Tag. Sie war jetzt 44, arbeitslos, mutlos und mal wieder zu Fuß in der geliebten Natur unterwegs, allein, nur in Begleitung des Windes, eines Bussards, der über ihr segelte, und der Sonne, die ihre Wangen streichelte.

Ein ihr vertrauter verwilderter Garten gab ihr Geschenke: Äpfel, Birnen, Pflaumen, Brombeeren und eine Schaukel. Heute rief die Schaukel: Komm, ruh` dich aus, schaukle mit mir!

Und sie wagte es! Erst vorsichtig, langsam, dann immer stärker, mit fliegenden Haaren, mit den Füßen voran in den Himmel, immer ihre Gefühle beobachtend … in lautes unbändiges Lachen ausbrechend, wild wie ein Kind!

44 Jahre lang, ihr gesamtes Leben, hatte sie auf diesen Moment gewartet und schon nicht mehr zu hoffen gewagt, dass er irgendwann kommen würde.

In dieser Geschichte zeigt sich das Kind, das innere Kind, MEIN inneres Kind, das auch mit 44 und darüber hinaus manchmal noch Kind sein will und darf. Aus seiner Sicht ist diese Geschichte geschrieben.

Hochsensible Kinder *spüren*! Sie tragen einen ganzen Antennenwald mit sich herum. Sie spüren die Befindlichkeiten aller Menschen um sich herum, und da sie für gewöhnlich meistens mit der Familie zusammen sind, fangen sie eben all das auf, was sich zwischen den Eltern und in deren unmittelbarem Umfeld abspielt. Wenn die Eltern Probleme haben – sei es miteinander oder materieller Art – und versuchen, es vor ihrem hochsensiblen Kind zu verbergen, haben sie wirklich schlechte Karten! Das Schlimmste, was sie ihrem Kind antun können, wenn es nachfragt – denn es spürt ja, dass etwas nicht stimmt –, ist zu sagen: »Das bildest du dir nur ein, steiger dich da nicht rein!« Denn dadurch lernt das Kind, dass es seinen eigenen Wahrnehmungen nicht trauen darf, denn Erwachsene (und vor allem Mama und Papa) wissen doch alles und haben doch immer recht!

Und da beginnt das Dilemma: Das Kind beginnt, an sich zu zweifeln: Es sieht etwas, spürt etwas, bekommt die Informationen von allen Sinnen zugetragen, wird regelrecht überschwemmt davon, überflutet von Informationen und Sinnesreizen – und kann und darf diesen seinen eigenen Gefühlen nicht glauben, denn Mama und Papa, später die Kindergärtnerin, der Lehrer, verwirren es mit ihren *eigenen* Wahrheiten. Das geschieht meist nicht aus bösem Willen, sondern weil man das Kind vor etwas bewahren, es schonen möchte.

Das Kind ist verwirrt. Es kann die vielen, einstürmenden Reize nicht richtig verarbeiten und muss versuchen, sie zu unterdrücken. Es wird still, lebt in seiner eigenen Welt, in der es sehr einsam ist. Die unterdrückten Reize bahnen sich ihren Weg und äußern sich in jener starken Empfindlichkeit. Das Kind ist nicht fähig, diese Reize abzubauen, und die Sensibilität zeigt sich in zunehmender Weise nicht mehr nur in einer verfeinerten Wahrnehmung, sondern in einem völlig überreizten Nervensystem. Das kann sich dann beispielweise als Übelkeit beim Schaukeln, Karussell- oder Autofahren äußern.

Hochsensible Kinder werden oft schon in frühen Jahren von ihren Lehrern als empfindliche, schüchterne und in sich gekehrte Kinder oder sogar als seelisch krank bezeichnet! Sie merken natürlich, dass sie am besten alleine zurechtkommen und es ihnen besser geht, wenn sie sich einen ruhigen Platz suchen. Oft sind sie gar nicht fähig, eigene Entscheidungen zu treffen, wenn sie zum Beispiel gefragt werden: Willst du deine Puppe mitnehmen, oder den Teddy? Sie fühlen durchaus, was sie wollen, aber sie haben immer gelernt, der eigenen inneren Stimme zu misstrauen und verlassen sich daher lieber auf andere.

Diese Kinder haben eine besonders starke Zuneigung zu Tieren, denn diese werten nicht, sie sind einfach da, lassen sich streicheln und schenken bedingungslos Liebe.

Die vorangegangene Geschichte zeigt, dass man immer lernen kann, loszulassen und zu vertrauen (vor allem sich selbst und den eigenen Wahrnehmungen), auch wenn man schon erwachsen ist. Das ist das Allerwichtigste! Aber an diesen Punkt muss man erst einmal kommen!

Die Erkenntnisse und Entwicklungen, die hierfür notwendig sind, sind der Inhalt der Erzählungen dieses Buches.

In der folgenden Geschichte erfahren wir etwas über die Hilflosigkeit eines kleinen Kindes, das seine Befindlichkeit altersbedingt noch nicht erfassen und somit auch nicht ausdrücken kann, dass und warum es ihm schlechtgeht. Es ist auf die Einfühlsamkeit seiner Eltern angewiesen, die genau beobachten und unterstützend eingreifen sollten.

Emily traut sich nicht

Emily, Mia und zwei andere Kinder im Alter zwischen zwei und drei Jahren spielen auf einem kleinen Spielplatz am Rande des Marktplatzes. Ihre Mütter sitzen an einem Tisch in der Sonne und versuchen sich, unterbrochen von ihren Kleinen, zu unterhalten.

Irgendwie geht es Emily heute gar nicht gut, sie ist dauernd traurig, muss weinen und weiß nicht so richtig, warum. Sie spielt und klettert zwar mit den anderen Kindern, aber das ist alles nicht richtig.

Sie steht mit Mia auf der Drehscheibe, Mia ist ganz zufrieden, aber Emily weint. Mia ist genervt und schubst sie weg. Das ist für Emily ein Grund, richtig laut rauszuweinen. Keiner versteht, was mit ihr ist, sie selbst auch nicht, die Nase läuft, sie muss sich dauernd die Augen reiben.

Ihre Mama kommt gelaufen, nimmt sie auf den Arm, putzt ihr die Nase und sagt: »Warum musst du denn heute dauernd weinen?« Das macht Emily noch trauriger, aber sie fühlt die Anteilnahme, und nach zwei Minuten geht es ihr wieder etwas besser.

Sie sitzt wieder auf dem Boden mit den anderen Kindern. Sie findet ein Plastikeislöffelchen und schippt damit kleine Schmutzhäufchen zusammen. Mia schaut sie ganz neidisch an und versucht, ihr das Löffelchen wegzunehmen. Emily versteckt es hinter ihrem Rücken und Mia versucht, um sie herumzugreifen. Sie entreißt Emily den Plastiklöffel, beginnt damit zu spielen und wirft ihn dann achtlos weg. Hauptsache, sie hat ihn ergattert. Emily weint wieder los, die drei anderen Kinder stehen auf, ein Mädchen schubst Emily. Mia schaut sich um, schubst Emily so fest, dass sie umfällt, guckt sich wieder um und rennt, gefolgt von den beiden anderen Kindern, zu ihrer Mama, zumal die Mütter jetzt nach ihren Kindern rufen, weil die bestellte Pizza kommt.

Emily bleibt weinend im Dreck sitzen. Sie will keine Pizza, sie schnappt sich lieber eine Handvoll Dreck und isst davon. Und weint dabei vor sich hin.

An diesem Tag im April war es nach längerer Zeit mal warm. Die Blätter und Blüten entfalteten sich explosionsartig und viele Leute hatten extreme Probleme mit Heuschnupfen. Ich vermute, Emily ging es ähnlich. Sie fühlte sich unwohl durch ihre laufende und juckende Nase, das Kribbeln in den Gehörgängen, das Kratzen im Hals und die brennenden Augen. So etwas kann einen schon zum Weinen bringen. Und wenn man deswegen von den Spielgefährten auch noch abgelehnt und angegriffen wird und die Mama ebenfalls hilflos ist, sie, die sie doch verstehen soll, macht einen das hoffnungslos. Emily kann ja nicht sagen: »Mama, ich hab Heuschnupfen, mein Hals kratzt, die Augen brennen …« In diesem Alter kann man das noch nicht so deutlich und klar ausdrücken, man weiß ja selbst nicht, was los ist.

Wenn sich solch eine Situation häufig wiederholt, drückt das quasi einen »Keiner versteht mich«-Stempel auf die Psyche des Kindes. Und dann kommen solche Sätze wie: »Stell dich nicht so an!«, »Reiß dich mal zusammen!« oder »Steigere dich nicht so rein!«

Dann weiß das Kind eines Tages gar nicht mehr, ob seine Empfindungen wirklich wahr sind, wenn die Mama doch immer sagt, dass das ja gar nicht stimmt, was es fühlt. Später wird es dann seinen Wahrnehmungen gar nicht mehr trauen und immer Entscheidungshilfen von außen brauchen.

Es traut sich einfach nicht!

Doch nun zur nächsten Geschichte:

Aus meiner jetzigen Perspektive, da ich weiß, dass ich hochsensibel bin (als ich die Geschichten aufschrieb, wusste ich es noch nicht), kann ich analysieren:

Ich habe eine große Verbundenheit zur Natur entwickelt, der Wind wurde mein Freund. Er zeigte sich mir als Wesenheit! Er erschien, wenn ich in den Wald ging. Ich sprach mit ihm und manchmal stand ich unter einem Baum und der Wind rauschte nur in den Blättern dieses einen Baumes. So nahm ich es wahr, und ich zweifelte diese Wahrnehmung nicht mehr an! Das war ein erster Schritt in die Richtung, mir selbst zu trauen. Ich denke, viele Hochsensible haben solche Wahrnehmungen, aber sie glauben ihnen nicht. Sie trauen sich nicht, darüber zu reden, denn dann hören sie ja wieder altbekannte Sätze wie: »Das bildest du dir nur ein!« oder »Das meinst du nur!«.

Wir dürfen den Menschen, die uns diese Sätze sagen, gar nicht böse sein, sie tun es nicht in schlechter Absicht. Sie können die Intensität der Gefühle einer HSP nicht nachvollziehen, weil sie sie selbst nie erlebt haben und voraussichtlich niemals erleben werden! Es geht in diesem Buch auch nicht um die Suche nach Schuld und Schuldigen, sondern allein um Menschen und ihre Lebensumstände und wie erstere mit letzteren zurechtkommen. Nicht-HSPen, aber vor allem die Eltern, können schnell von empfindsamen Kindern überfordert sein und Angst haben, die – wie sie sie besorgt nennen – zarten Seelchen könnten es im Leben nicht schaffen, und man dürfe ihre »Schwäche« nicht auch noch fördern, indem man darauf eingehe. Sie würden sie am liebsten abhärten und wissen nicht, dass das gar nicht geht, dass das Kind dadurch noch unglücklicher wird, sich noch mehr als nicht passend empfindet und unverstanden fühlt und durch seine hohe Gefühlsintensität furchtbar traurig wird und leidet.

Aber wenn Hochsensible sich verstanden und angenommen fühlen und Glücksgefühle haben, dann sind diese – wie eben alles, was sie erleben – von einer besonderen Intensität! Und dann wissen sie, dass sie es sich nicht einbilden, sondern dass das Erlebte und Gefühlte Realität ist. Und ein ganz besonderes Geschenk!

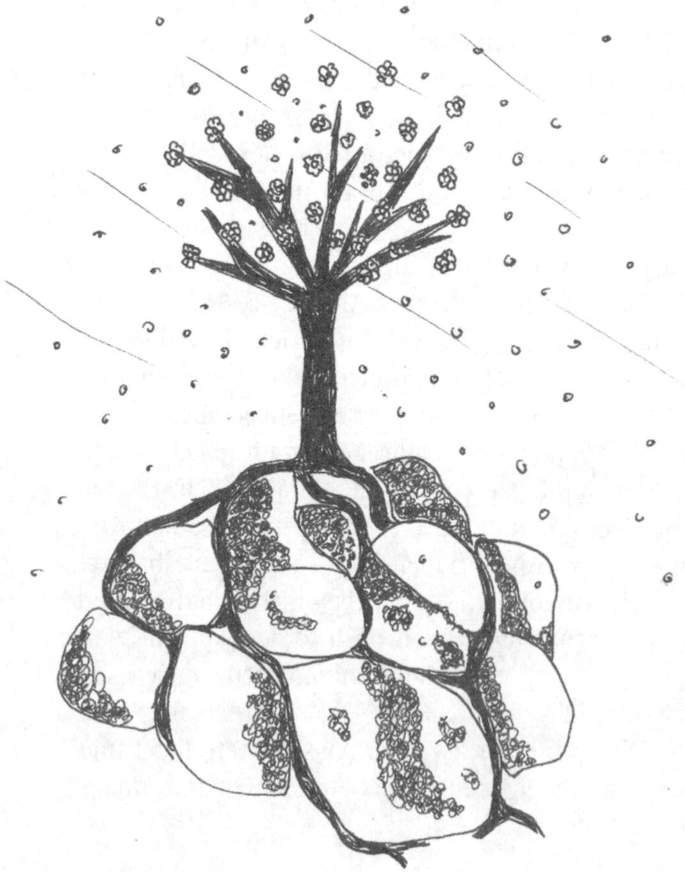

Der Wind

Heute fahre ich zum Felsenmeer, einem Ausflugsziel im Odenwald. Das Auto ist beladen, der Rucksack gepackt.
Dort beginnt zunächst eine Kraxeltour. Ich klettere durch ein Flussbett voller Felsbrocken, den Berg hoch. Mittendrin, auf einem großen Fels, packe ich mein Schaffell aus und ziehe meine Schuhe aus. Die Sonne brennt. Eine Fliege, die ich im stillen »Tigerente« taufe, weil sie so lustig gelb gestreift ist, und eine schwarzgrüne saugen mir die Salze vom Schwitzen von der Haut. Das fühlt sich lustig an!

Plötzlich naht ganz vorsichtig der Wind und fährt mir sanft kühlend über die Wangen. Ich begrüße ihn erfreut und schließe die Augen, um ihn besser wahrzunehmen. Er wird kräftiger und ich spreche mit ihm. Plötzlich muss ich die Augen öffnen und bemerke, dass ich in einem Regen von weißen Blütenblättern sitze, die der Wind von einem einige Meter entfernten, blühenden Kirschbaum zu mir herüberbläst.

Ich lache vor Glück und habe Tränen in den Augen. Ich nehme eins der weißen Blättchen zwischen die Fingerspitzen, betrachte es und schenke dem Wind ein paar Mantras. Dabei, während ich sie singe, lasse ich eine schöne Vision von meinem künftigen Leben vor meinem inneren Auge erstehen:

Ein kleines Haus im Grünen, mit Garten, in dem Bänke und Tische stehen. Auf den Bänken kann man allein, zu zweit, mit mehreren lieben Menschen sitzen und reden und essen. Außerdem gibt es dort eine Feuerstelle. In dem Haus gibt es genug Raum zum Wohnen und einen Praxisraum. Das alles zeigt sich als ein Bild: Ich berate und behandle Menschen, halte Seminare, die Menschen fühlen sich bei mir gut aufgehoben und vertrauen mir.

Dann – ich weiß nicht, wie viel Zeit inzwischen vergangen ist – bin ich wieder ganz im Hier und Jetzt und gehe langsam zurück zum Auto. Die Rückfahrt ist etwas schwindelerregend, weil ich mich verfahren habe, denn die Straßen gleichen gewundenen kleinen Feldwegen.

Vielleicht war es aber auch die Nähe zu meinem Lebenstraum, die den Schwindel erregte.

Selbst jetzt, da ich diese Geschichte wieder lese, kann ich die mit ihr verbundenen Gefühle regelrecht abrufen: Das Kitzeln auf der Haut, als die beiden geflügelten Naturgeister in Schwarzgrün und Tigerdress auf mir herumkrabbelten und an meiner Haut leckten, als der Wind mir die Wangen streichelte wie ein lieber Freund, und die Gänsehaut, als ich die Augen öffnete und mich mitten im Blütenblätterregen eines Kirschbaumes sah. Das hatte etwas Mystisches, als hätte mich ein Naturgeist mit Blumen bestreut.

Ich erlebe häufig solche Dinge, bin oftmals im Austausch, in regelrechter Zwiesprache mit der Natur.

Auch das ist sicher eine Folge meiner Rückzugstendenzen, die ich im Laufe meines Lebens entwickelt habe, um mich vor Lärm und Überforderung auf allen Ebenen zu schützen.

Bin ich draußen in der Natur, kann ich meine Antennen unbesorgt empfangen lassen, ich muss sie nicht permanent aus- oder einfahren. Da gibt es nichts, was mein Nervensystem zum Flattern bringt. Da kann ich in aller Gemütlichkeit »Die Flöhe husten hören«, eine Fähigkeit, die mir zu Recht immer wieder bestätigt wird.

Ich kann meinem Hang zu Tagträumereien frönen, mir Dinge in allen Gefühlsfarben ausmalen und sie erleben, als seien sie Realität. Auch das ist eine große Begabung der hochsensiblen Menschen!

Die nächste Erzählung führt uns wieder in den Wald. Ich hatte mit der Zeit die Fähigkeit entwickelt, kleine Ereignisse, die ich selbst erlebte oder bei anderen beobachtete, als Fingerzeig für mich zu entschlüsseln, so auch diesmal wieder:

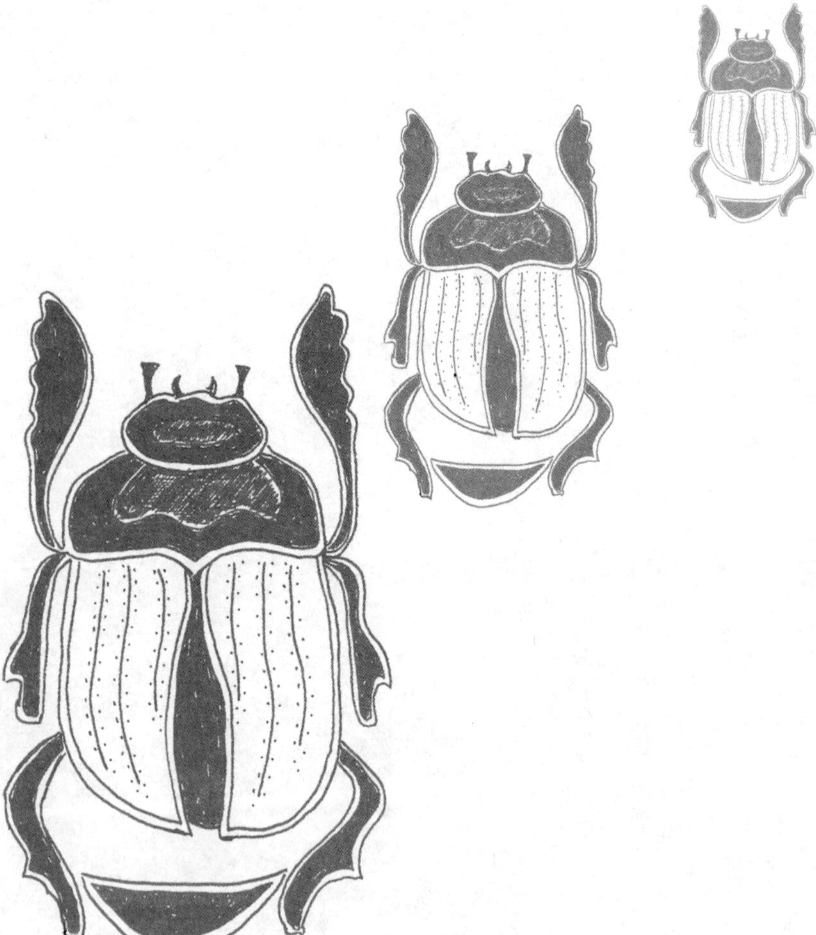

Skarabäus

Anitas Lebensmotor lief nicht mehr rund, er war am Stottern, am Rotieren. Ihr war alles zuviel, ihre Nerven drehten durch, sie konnte nicht mehr schlafen, jedes kleine Geräusch weckte sie auf und sie brauchte Stunden, um in ihren Schlaf zurückzufinden. Ihre Gedanken peinigten sie unaufhaltsam, vierundzwanzig Stunden lang, sieben Tage die Woche.

Sie hatte ihr ganzes Leben umgekrempelt, hatte einen Job in einer anderen Stadt gefunden, war mit ihrem Lebensgefährten in diese Stadt gezogen. Sie hatte den Job angetreten, im Vertrauen, das sei etwas auf Dauer, und bekam nach ganz kurzer Zeit die Kündigung.

Sie war nicht praktisch veranlagt, sonst hätte sie sich gedacht: Alles reine Formsache, jetzt gehst du erstmal zum Arbeitsamt, und dann wirst du schon wieder etwas finden. Es gab solche zuversichtlichen Menschen. Aber sie war anders.

Der Umzug war richtig teuer gewesen, aber sie hatte auf den zu erwartenden Verdienst vertraut, hatte tatsächlich einmal vertraut. Auch ihr Partner hatte noch keine Arbeit – geteiltes Leid ist eben auch doppeltes Leid.

In der Nacht träumte sie von einem riesigen Motor, hörte ein dröhnendes rasselndes Geräusch, das allmählich in ein vibrierendes gleichmäßiges Brummen überging. Und auf einmal – Stille.

Am nächsten Morgen blieb sie nicht, wie sonst, im Bett, um sich vor der Welt zu verkriechen. Trotz des Regens und des Nebels fuhr sie gleich nach dem Frühstück in die Natur, suchte sich einen Parkplatz am Waldrand und marschierte los.

Sie fühlte sich heute schwach, atmete beim Aufwärtsgehen sehr schwer und entdeckte plötzlich, dass es ihr guttat, einen Rhythmus zwischen Atem- und Schrittfrequenz zu finden.

Allmählich lichteten sich die Regenwolken ein wenig. Vor ihr tauchte ein Stapel Baumstämme auf. Vorsichtig kletterte sie hinauf und fand eine Kuhle, in die sie genau hineinpasste, wie in ein Nest. Sie legte sich auf den Rücken und schaute in die Wipfel. Der Wind schaukelte die Bäume über ihr auf eine sanfte Weise, und Anita lauschte dem Knarren, das dabei entstand.

Sie spürte, wie allmählich eine innere Ruhe einkehrte, wie die Stimmen in ihr sich beruhigten und fast verstummten. Sie wusste nicht, wie lange sie dalag. Plötzlich spürte sie wärmende Sonnenstrahlen. Sie erhob sich, sah um sich und fühlte sich ein wenig benommen, aber auch irgendwie leichter. Als sie von dem Stapel hinunterstieg, rutschte sie aus und saß plötzlich mitten im Matsch. In ihr stieg ein Lachen auf: Jetzt auch das noch! Und als sie aufstehen wollte, sah sie, von der Sonne beschienene, blauschwarz schimmernde Mistkäfer im Matsch herumklettern. Da sie sowieso schon schmutzig war, blieb sie einfach sitzen und nahm einen der lustigen Kerle auf die Hand.*

Der klammerte sich kräftig mit seinen schwarzen Beinchen an ihrem Finger fest. Sie begann, zu ihm zu sprechen, erzählte ihm, was mit ihr los war, und als sie ihm mit dem Finger über den Rücken streichen wollte, erzeugte er ein fast schnurrendes Geräusch! Sie traute ihren Ohren kaum und hob ihn näher an ihr Ohr: Es war tatsächlich das gleiche Geräusch, das sie heute Nacht im Traum als das gleichmäßige Brummen des Motors gehört hatte.

** Zur Erklärung: Der ägyptische Skarabäus ist nichts anderes als ein Mistkäfer. Man kennt ihn auch unter dem Namen Pillendreher. Er steht als Symbol für das Leben!*

Sie lauschte verzückt und spürte, wie sich ihr eigener Motor, der in letzter Zeit so sehr ins Stolpern gekommen war, einstimmte in dieses gleichmäßige starke Brummen, und somit zurück in seinen eigenen Takt fand.

Hier war es einfach die Synchronizität der Ereignisse, die sozusagen den Bann brach, und die mir auf doppelte Weise zeigte, dass ich aus dem Takt gekommen war. Wenn zwei so unterschiedliche Dinge – ein Traum und ein reales Erlebnis – so offensichtliche Parallelen haben wie in diesem Fall das beruhigende Brummen, wäre es meiner Meinung nach schade, die Botschaft nicht wahrzunehmen! Indem ich durch die Stille im Wald zur Ruhe gekommen war, konnte ich meine eigenen inneren Kräfte wieder wahrnehmen und meinen Lebens-Takt wiederfinden. Schon beim Besteigen des Berges war ich zu der Erkenntnis gekommen, die aus Achtsamkeit resultiert: Wenn Atmung und Schrittfrequenz im gleichen Rhythmus miteinander sind, kann ich mehr Kraft umsetzen.

Hochsensible brauchen regelmäßig Rückzug, um ihre Überreizung abzubauen. Ideal ist natürlich die Kombination aus sportlicher Betätigung und dem Eintauchen in die Natur, wie beim Wandern, Joggen, Walken oder Schwimmen.

(Es sind nun mehr als drei Jahre vergangen seit meiner Erkenntnis, hochsensibel zu sein. Inzwischen kann ich Ihnen zusätzlich zu den in diesem Buch gegebenen Tipps in meinem Fortsetzungsbuch *Hochsensible voll im Leben - Das HSP-Arbeitsbuch* – siehe Literaturhinweise – vielfältige weiterführende Anregungen und Hilfestellung anbieten.)

Bei meinen Wanderungen und Ausflügen ist es ganz wichtig, immer etwas zu Essen dabei zu haben, da mich der Hunger oft regelrecht anspringt und meine Stimmung schlagartig kippt, ich gereizt und deprimiert werde. Mir hilft am besten ein Butterbrot mit Salz. Mit Süßigkeiten habe ich ganz kurzfristig einen Aufschwung, stürze aber dann umso tiefer wieder ab. Auch Obst ist in der Wirkung bei mir einfach zu kurzlebig. Ich habe auch immer das Gefühl, unterwegs mehr trinken zu können und nehme daher immer etwas Saftschorle mit.

Auf meinen Ausflügen in die Natur empfange ich immer wieder Botschaften, sei es, wie im folgenden Fall, ein Stein, der wie eine versteinerte Echse oder Schlange aussieht, und mich auffordert, zu wachsen und mich zu häuten, oder, wie in einer anderen Geschichte, ein Frosch, der im Frühling aus dem Wasserrohr einer gefassten Quelle direkt vor meine Füße springt. Lädt er nicht direkt dazu ein, fordert er nicht geradezu auf, sich aus dem – in seinem Falle sicher sehr sinnvollen – Rückzug nach draußen ins Leben und in die ersten warmen Sonnenstrahlen zu begeben?

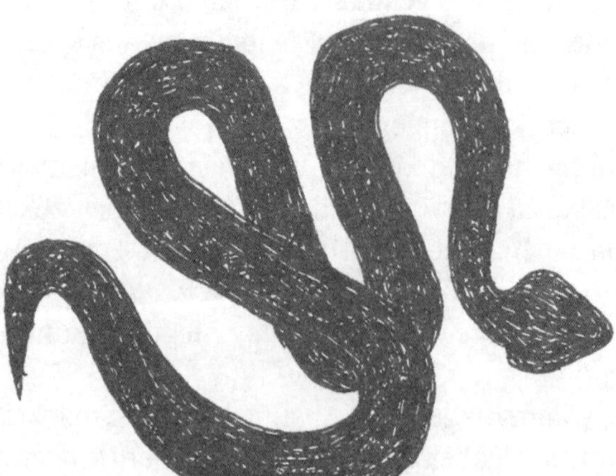

Steinglück!

Heute hatte Petra es zu guter Letzt doch noch geschafft, sich selbst zu motivieren, endlich mal wieder das Haus zu verlassen – es hat immerhin zwei Stunden gedauert, eigentlich vier von der ersten Idee bis zur Ausführung. Übrigens, wie gewohnt, überaus schwierige Stunden, in denen sie mit sich selbst und ihrer Niedergeschlagenheit gerungen hatte …

Sie fuhr an ein ihr gut bekanntes Flüsschen. Sie kletterte an der steilen Böschung entlang und entdeckte – außer einem schwarzen, äußerst interessant aussehenden Steinchen – nichts weiter. Sie wollte Löwenzahn für einen Frühlingssalat suchen, der mit keinem Salat zu vergleichen ist, den man kaufen kann, und hatte eine Tasche dabei. Durch das Klettern außer Atem geraten (»Wie schreibt man eigentlich Kondition, was ist das und wozu braucht man etwas, das man nicht mal richtig schreiben kann?«, fragte sie sich spöttisch), stieg sie den Waldweg hoch, der zu den Wiesen führte.

Auf einmal glitzerte etwas vor ihr im festgetretenen Schotter. Petra begann zu graben. Erst mit einem Stöckchen, zwischendurch mit den Fingern und dann mit einem scharfkantigen Stein. Sie war so beschäftigt, dass sie gar nicht bemerkte, wie ein Hundebesitzer an ihr vorbeiging und sie misstrauisch beäugte. Wäre sie nicht so abgelenkt gewesen, wäre er ihr im Gegenzug wahrscheinlich auch etwas unheimlich vorgekommen, denn normalerweise ging Petra eher ungern alleine in die Wälder. Heute aber hatte sie eine furchtbar schrille, sehr laute Trillerpfeife dabei und fühlte sich dadurch sicher – ein ganz ungewohntes Gefühl!

Der Stein, den sie ausgrub, sah aus wie Obsidian, ein Stein, den es in diesen Gegenden eigentlich nicht gab. Aber sie wusste, dass Schotter, der auf den Wegen verteilt wird, oft aus anderen Landstrichen stammte, deshalb fand sie öfter das eine oder andere nicht-ortstypische Stück.

Sie ging weiter, und da lagen schon die nächsten schönen Stücke: schwarzer, glasiger, muscheliger Bruch, teilweise mit Einschmelzungen. »Es sieht aus, als sei das Schlacke, aber sehr schöne Schlacke«, dachte sie und freute sich, dass sie die Tasche bei sich trug. Als sie zum Flüsschen hinuntersteigen wollte, um die Ausbeute zu waschen, stockte ihr Schritt erneut. »Ups, das da auf dem Stein sieht eigenartig schuppig aus, das nehm ich mit«, dachte sie.

Am Fluss, genau da, wo Petra zum Wasser hinuntersteigen wollte, stand ein Mann auf der Brücke und starrte sie neugierig an. »Hau bloß ab, sonst hast du eine Tasche mit Steinen am Kopf!«, dachte sie, denn sie fühlte sich auf einmal richtig stark!

Trotzdem kletterte sie, um aus seinem Blickfeld zu kommen und somit ihre Ruhe zu haben, an eine schier unerreichbare Stelle. Als sie sich niederließ, um ihre Waschtätigkeit aufzunehmen, fielen ihr ein paar größere schneeweiße Brocken ins Auge. Ihr stockte der Atem – das konnte doch nicht sein, oder? Aber tatsächlich, es handelte sich um Calcit! Zwar waren es nicht so schöne, perfekt auskristallisierte Drusen aus China, wie man sie auf den Mineralienbörsen fand, aber sie wirkten fast genauso schön. An manchen Stellen waren sie bereits von dicken, dunkelgrünen, weichen Moospolstern überwachsen und angewittert, aber an einer Stelle im Boden fand sie taufrische, blütenweiße Stücke.

Sie packte zwei kleine und ein größeres Stück ein, die anderen bedeckte sie wieder mit Moos und Erde. Während sie anfing, ihre bisherigen Fundstücke zu waschen, sang ihr von links ein Vogel etwas

Wunderschönes vor. Im Wasser tummelten sich kleine Krebschen und viele Blutegel, vor denen sie sich hüten musste. Sie bestimmte lieber selbst, wann sie sich anbeißen und schröpfen ließ, und wenn, dann nur von staatlich geprüften Blutegeln!

Von den schwarzen Steinen nahm sie nur die schönsten mit, die anderen versteckte sie am Flussufer. Als ihr der Schuppenstein aber in die Hand fiel und sie ihn wusch, blieb ihr fast das Herz stehen. Das sah tatsächlich aus wie ein versteinertes Reptil, die Schlangen- oder Eidechsenhaut war deutlich zu erkennen.

Sie bekam eine Gänsehaut, denn der Zusammenhang wurde ihr auf einmal ganz klar. Sie befand sich im Moment in einer Krise, verkroch sich vor dem Leben, vor der Realität. Heute endlich hatte sie es geschafft, ein Stück zu wachsen, sich zu öffnen und neues Leben in sich hereinzulassen, Leben zu spüren.

Das ist wie der Beginn eines Häutungsprozesses!

Dass sie diesen Stein als Symbol dieses Prozesses geschenkt bekommen hatte, war für sie ein großes Glück, denn er ermutigt sie von nun an jedes Mal zum Durchhalten, sobald sie ihn in die Hand nimmt.

Jedes Mal, wenn ich diese Geschichte lese, freue ich mich über die Verspieltheit, die ich an diesem Tag empfunden hatte und den trotzigen Mut den beiden Männern gegenüber, die ich sonst, so alleine, vielleicht als Bedrohung hätte empfinden können. Vor allem, weil ich durch meine permanente Zurückgezogenheit doch ziemlich verlernt hatte, wie man mit Begegnungen aller Arten umgeht. Die Zurückgezogenheit sensibler Menschen kann eine Möglichkeit sein, mit ihrer Empfindsamkeit zu leben, aber es besteht dabei auch die Gefahr, mit den so wichtigen alltäglichen Kontakten immer mehr überfordert zu sein. Wenn man sich zu sehr schont, verlernt man das Leben, kommt aus der Übung und erscheint merkwürdig! Daher ist es für uns, wie Sie in meinen Geschichten immer wieder lesen können, oft so schwierig nach draußen in die Welt zu gehen. Und oft kommt es gerade dann, wenn ich mich letztlich doch noch überwunden habe, das Tor aus dem selbst gewählten Rückzug zu durchschreiten, zu den beglückendsten Erkenntnissen! Nach und nach muss und darf ich – vor allem jetzt, da ich weiß, mit welcher Begabung ich leben darf – die selbst erstellten Grenzen weiten. Das heißt nicht, dass ich alle Mauern, die mir ja Schutz gewährt haben, verdamme und einreiße, sondern dass ich Schritt für Schritt ausmesse und auslote, wo der Schutz noch nötig ist und wo nicht.

Wenn ich mehr und mehr lerne, die Reize nicht überhand nehmen zu lassen, für mich zu sorgen, und mir für den Notfall eine Hilfsstrategie zurechtzulegen, kann ich nach und nach immer besser mit Situationen umgehen, die mich früher überfordert hätten.

Eine der Strategien ist, in mich hineinzuhören und zu fühlen: Wie geht es mir?

Bin ich in einer anstrengenden Situation, zum Beispiel inmitten einer Veranstaltung, und merke an bestimmten Anzeichen (die bei jedem individuell anders aussehen), es wird langsam schwierig, dann verlasse ich das Gebäude, gehe ins Freie und atme ein paar Mal tief durch.

Wenn es unumgänglich ist, mit der Familie zu feiern oder essen zu gehen, versuche ich, meine Aufmerksamkeit wirklich nur auf das Gespräch zu konzentrieren, in das ich gerade verwickelt bin und mich nicht in die Geräuschflut ziehen zu lassen, die um mich herum herrscht. Am wohlsten fühle ich mich in kleinen Kreisen, in denen nicht alle gleichzeitig sprechen. Wenn es auch einen gewissen Reiz hat, nebenbei mitzubekommen, was an entfernten Tischen vorgeht – der Preis der Überreizung ist dann leider meist zu hoch!

Ideal ist es, wenn Sie mit einem anderen empfindsamen Menschen gemeinsam unterwegs sind, dann kann man sich in brenzligen Situationen sehr gut gegenseitig unterstützen.
Manchmal, wenn man als HSP auf Seminare oder Kongresse, Messen oder sonstige größere Veranstaltungen fährt und sich mal wieder völlig überreizt und überfordert fühlt, oder – und das ist natürlich noch besser – wenn man sich bereits wieder erholt hat, ist es interessant, nach anderen HSPen Ausschau zu halten. Wenn wir uns selbst erkannt haben, wissen wir ja, woran wir auch sie erkennen: Sie sitzen allein, in einer einigermaßen ruhigen Ecke, sehen blass und angespannt aus. Oder sie gehen, auch meist alleine, draußen spazieren. Dann kann man auf nette Art signalisieren, dass es einem gerade selbst auch ein bisschen zuviel wird und fragen, ob es dem Gegenüber auch so geht.
So wenige sind wir mit immerhin 15 bis 20 Prozent der Bevölkerung ja auch gar nicht, und warum sollten wir uns nicht ein wenig austauschen?

Die nun folgende Erzählung zeigt wieder eine neue Facette. Hochsensible sind gezwungen, Belastungen standzuhalten, die für weniger Sensible gar keine Belastungen sind. Ich musste zum Beispiel als 15-jährige Schulabgängerin drei Jahre lang eine Ausbildung in einer Kleiderfabrik durchstehen. Zugegeben, ich nähte schon als Kind gerne, und es war schon damals, 1975, nicht leicht, eine Lehrstelle zu bekommen. Der Maschinenlärm von dreißig oder mehr Nähmaschinen in einem Raum, dazu die Spezialautomaten, das war nicht das Einzige, was an meinen Nerven zerrte. Ich war anders als meine Mitlehrlinge und hatte somit dasselbe Dilemma wie schon vorher in der Schule. Die anderen Lehrlinge waren selbstbewusst, schafften es, sich gegen die Näherinnen durchzusetzen, die nichts spannender fanden, als die neuen Lehrlinge auf Herz und

Nieren zu prüfen. Auf Dauer war ich der Sache nicht gewachsen und das zermürbte mich. Ich war weniger geistesgegenwärtig als andere, nicht so schlagfertig, ließ mich leichter an der Nase herumführen und war einfach langsam und ungeschickt.

Heute kann ich das damit erklären, dass ich ständig überreizt war, sodass all meine Sicherungen ständig überlastet oder regelrecht durchgebrannt waren. Ich war zu nichts zu gebrauchen und wurde oft krank, denn das war meine einzige Möglichkeit, mir Ruhe und Rückzug zu verschaffen. Und diese kleinen Fluchten brachten es mit sich, dass ich keine Übung im Umgang mit anderen bekam – ein ziemlicher Teufelskreis, das Ganze!

So entstand auch der Zickzackverlauf meiner Arbeitsverhältnisse in meinem Lebenslauf. In den Kleiderfabriken hielt ich es gerade so aus, war aber weniger leistungsfähig als andere, da ich gerade durch meine Minderbelastbarkeit besonders perfektionistisch geworden war. Doch Perfektionismus ist mit Akkordarbeit nicht zu vereinbaren.

Außerdem schien nicht nur ich Probleme mit meinen Kollegen zu haben, sondern auch diese mit mir. Was war bloß mit mir nicht in Ordnung? Smalltalk, ein wichtiges Element, wenn es um den Zusammenhalt von Gruppen und Arbeitsgemeinschaften geht, ist mir zugegebenermaßen immer noch ein Gräuel. Ich beherrschte diese Technik der Kommunikation einfach nicht – wie auch, wenn ich Gruppen meist als Belastungen empfand und mich zurückziehen musste? Gespräche über Wetter, Kosmetik, Babynahrung und die neueste Mode und Wellness erfüllen mich auch heute noch nicht! Aber wenn man sich zurückzieht und überhaupt nichts Persönliches von sich preisgibt, wirkt man arrogant und abweisend und verunsichert sein Umfeld, was die anderen oft leider zu den wildesten Spekulationen veranlasst. So wird man schneller, als man es will, selbst zum Gegenstand der Gespräche. Der Weg, zum Stein des

Anstoßes, als Fremdkörper zum Objekt des Mobbings zu werden, ist geradezu vorgezeichnet. Denn alles, was der Mensch nicht kennt, was nicht berechenbar für ihn ist, macht ihn unsicher und verursacht Angst. Und was Angst macht, wird bekämpft.

Dabei hat man es als hochsensible Person schon allein mit plärrenden Radios, die in vielen Büros den ganzen Tag über laufen, und ständig aus allen Richtungen und in allen möglichen Tonvariationen und Lautstärken klingelnden Handys schwer genug. Dazu kommen dann noch klappernde Tastaturen, Druckergeräusche und -gerüche oder – wie in meinem nun folgenden Fall in einer Armeekantine – ein den ganzen Tag über laufender Großbildfernseher, mit Ton natürlich. Ich arbeitete in einer Spülküche mit Maschinenlärm und dreimal täglichem Geschirr- und Besteckdurchlauf und daraus entstehendem ohrenbetäubendem Geklapper. In der Großküche, die schon morgens um fünf Uhr vom Geruch nach gebratenem Speck penetrant durchzogen war, musste ich, in eine Gummischürze gewickelt, gewaltig scheppernde angebrannte große bis riesige Töpfe, Pfannen und Bleche mit einem Heißwasserstrahl reinigen. Dabei lief noch ohrenbetäubend laut Musik, die ich nicht als die meine auserkoren hätte. Ich denke, so etwas ist schon für Normalempfindliche nicht ganz leicht zu bewältigen, aber wo gibt es einen Bonus und genug Rücksichtnahme für Hochempfindliche? Sobald man darum bittet, wird man verständnislos und kopfschüttelnd angeschaut.

Wie man trotzdem – wenigstens für eine Weile – mit solch einer Situation klarkommen kann (oder genauer gesagt, wie ich das konnte), zeigt folgende, etwas längere Geschichte:

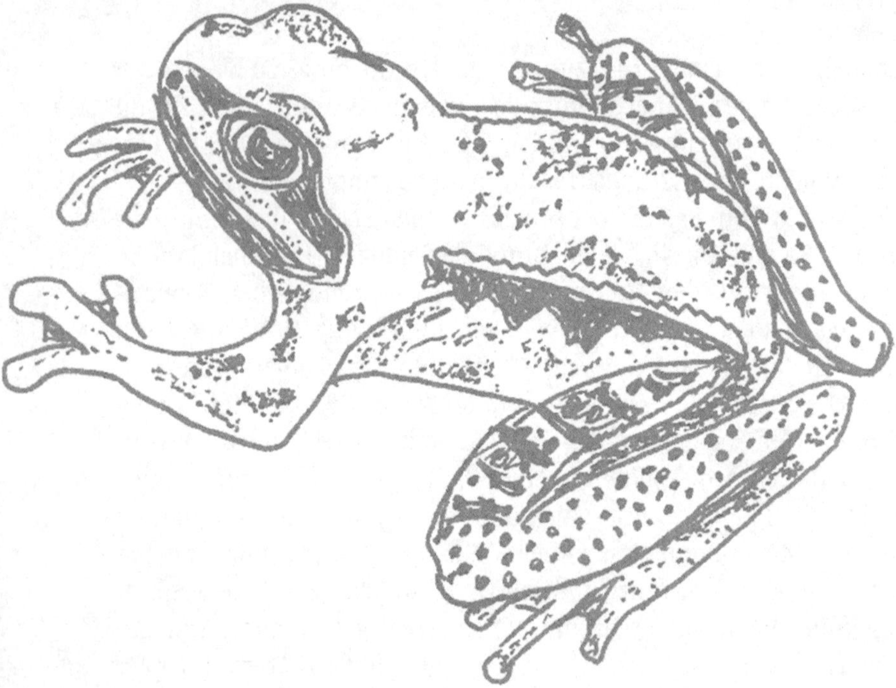
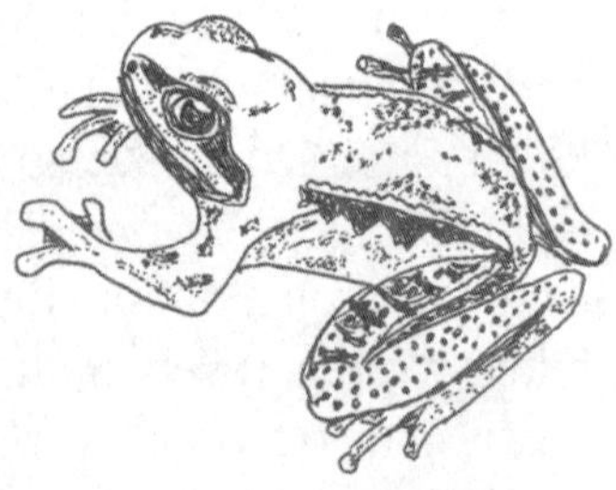
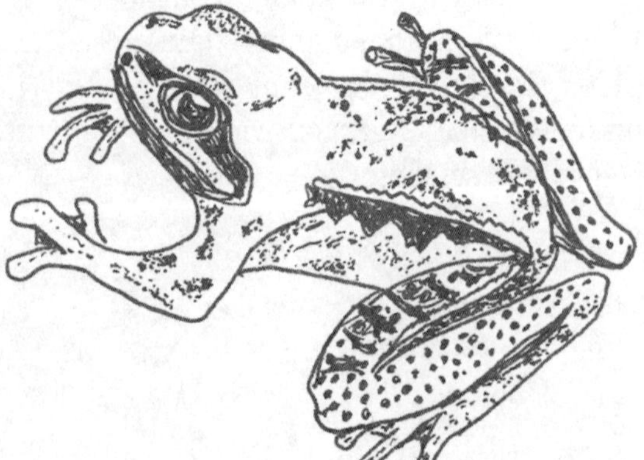

Nicht gepasst

Es war vier Uhr, der verdammte Radiowecker randalierte im Nebenzimmer und Wally sprang aus dem Bett, um ihn zu erwürgen. Die ganze Nacht hatte sie sowieso kaum geschlafen, in der Halbdämmerung immer wieder daran gedacht, dass sie früh aufstehen musste und daran, wie ungerecht das alles war. Eigentlich hatte man sie diese Woche für die Spätschicht eingeteilt, die erst um zehn Uhr morgens begann. Man hatte sie mal wieder als Lückenbüßer benutzt. Wäre sie doch besser schon um acht Uhr abends ins Bett gegangen, hätte sie die Äuglein geschlossen und gedacht: »Na dann, bis morgen früh!« Dann hätte sie morgens in aller Frische aufstehen können und die Dinge wären ihren natürlichen und erklärlichen Lauf gegangen. Ja, wenn!

Aber das ist ja immer so eine Sache, mit den »Wenns« und den »Abers«.

Wally kam, es war noch finster, um fünf Uhr an ihrer Arbeitsstelle, der Kantine der amerikanischen Armee in einem kleinen hessischen Ort, an. Sie arbeitete dort als Angestellte einer Catering-Firma, welche ihre Mitarbeiter an die Amerikaner ausgeliehen hatten. Heute war der ungeliebteste Job dran: Töpfe schrubben. Das bedeutete, sich den ganzen Tag, in eine Metzgerschürze aus Gummi eingewickelt und an den Füßen durch schwere Gummistiefel geschützt, mit einem Heißwasserhochdruckschlauch durch Unmengen von angebrannten Töpfen, fettigen Pfannen und Blechen durchzuarbeiten. Eigentlich mochte sie diese Möglichkeit, ihre Kraft zu spüren und zu sehen, wie Unmengen von Schmiere und Fett im Ausguss verschwanden. Sie mochte es auch, von vorbeilaufenden Köchen oder von

Kollegen, die wie sie Reinigungsarbeiten erledigten, Witzeleien und Foppereien entgegengerufen zu bekommen. Aber heute, besonders nach dieser Nacht, war ihr speiübel. Vorausgegangen waren dem Ganzen schon Tage voller Reibereien und Streitigkeiten, die ihrem Nervensystem bereits schwer zugesetzt hatten. Trotz der netten Anteilnahme ihres Vorgesetzten, der ihr ein mitfühlendes »You look very sick, du siehst richtig krank aus!« gesagt hatte, war nichts mehr an Kraft zu aktivieren.

Wally war es einfach furchtbar schlecht.

Sie teilte dem Workleader mit, dass sie zum Arzt gehen müsste. Warum nur hatte sie dabei eigentlich immer Schuldgefühle? Warum fühlte sie sich nicht sofort besser, obwohl sie doch jetzt nach Hause gehen konnte, um sich ein paar Stunden ins Bett zu legen und danach den Arzt aufzusuchen?

Beim Arzt saß sie eine Weile im Wartezimmer, schaute sich die Leute an, und hätte sich dabei schon wieder übergeben können. Warum musste das Radio so penetrant plärren, warum mussten die Leute so aufdringlich riechen, so dumm daherreden, so oberflächlich sein? Sie wurde wütend und verzweifelt und am liebsten hätte sie alle am Kragen gepackt, durchgeschüttelt und angeschrien: »Ist das dein Leben? Soll das so weitergehen? Willst du endgültig auf der Müllkippe der Hoffnungslosigkeit verenden?«

Natürlich tat sie es nicht, denn dann hätte sie sich ja selbst zuerst am Kragen packen müssen!

Aber das war ihr noch nicht klar. Und was sie beim Arzt wollte, war ihr auch nicht klar. Und dem Arzt selbst erst recht nicht!

Er gab ihr eine Krankmeldung, und diesem gelben Schein folgte eine Kündigung – offiziell natürlich betriebsbedingter Art. Außerdem erhielt Wally ein Zeugnis, das so wundervoll und positiv war, dass sie es sich in einem Rahmen über das Bett hätte hängen können, um ab und zu ihr Ego aufzupolieren. Das Zeugnis klang, als hätte der arme Arbeitgeber einen lieben Angehörigen beerdigt! Unglaublich, diese Farce. Gottseileider! Auf ihre mündliche Anfrage erfuhr Wally schlichtweg: Es hat nicht gepasst! Was bedeutete: Sie hatte (wieder) nicht gepasst!

Wally war, als sie die Kündigung einen Tag nach dem Arztbesuch aus dem Briefkasten nahm, erschrocken, dann erleichtert und musste fürchterlich lachen.

Letzteres, weil sie sich wirklich oft gequält hatte, diesen Job durchzuhalten; aber sie hatte ihre Schulden zurückzahlen und ihr Konto mal wieder etwas gesunden lassen wollen.

Erschrocken war sie, weil sie ja jetzt arbeitslos war und nach nur sieben Monaten gearbeiteter Zeit nicht mal ein Anrecht auf Arbeitslosengeld hatte. Und lachen, ja lachen musste sie – wenn auch ein wenig verzweifelt –, weil ihr ein weiser Spruch einfiel, den ihr ein für sie sehr wichtiger Mensch einmal gesagt hatte und der da lautete: So sorgt Gott für dich: Wenn du deine Entscheidungen nicht selbst triffst, dann werden sie für dich getroffen!

Das Geld, mit dem sie ihre Schulden hatte bezahlen wollen, hatte sie aus einer spontanen Entscheidung heraus zwei Tage zuvor überwiesen.
Und dann die Kündigung! Was sollte ihr das alles sagen?

Wally dachte darüber nach, natürlich, überlegte hin und her und stellte sich ihren Zweifeln. Sie ging in den Wald, zu ihrer Lieblingsquelle. Es war einer der ersten etwas sonnigeren Tage im März. Sie saß an der Quelle und das Wasser plätscherte sanft vor sich hin. Sie dachte nach: Wie geht es weiter, was wird aus mir? Plötzlich wurde das Plätschern heftiger und aus der Quelle sprang ein brauner

Frosch. Wally war klar, dass er nicht ihr Märchenprinz sein konnte, denn diesen hatte sie bereits gefunden (er war gerade bei der Arbeit und lebte ansonsten mit ihr zusammen), aber etwas sagen sollte ihr dieses Erlebnis schon. Sie dachte eine Weile darüber nach und was ihr dazu einfiel, war folgendes:

Der Frosch harrt die ganze kalte Jahreszeit hindurch unter der Erde aus, den Kreislauf und die Atmung beinahe auf den Nullpunkt heruntergefahren. Und er kommt erst zutage, wenn er spürt, dass seine Zeit gekommen ist. Außerdem war der Frosch in beiden Elementen zu Hause, Wasser und Erde. Wasser steht für die Gefühle, deren Fluss. Die Erde für Festigkeit, Bodenständigkeit.

Und der Frosch kann springen!

Aber was hatte das alles mit ihr zu tun?

Sie dachte nach und kam zu diesem Schluss: Seit Jahren schon reifte in ihr der Gedanke, sich selbständig zu machen, als Therapeutin, schamanisch zu arbeiten und Traumreisen anzuleiten.

Sie hatte dazu mehrere Gelegenheiten verpasst, weil sie sich immer noch nicht sicher gefühlt hatte und sehr kritisch mit sich selbst war. Aber die letzte Zeit hatte sie oft das Gefühl gehabt, unter diesem Berg irdischer Energie, der ihr Sicherheit bieten sollte, zu ersticken. Sie wollte endlich springen, authentisch leben, ihren Weg gehen, der sie durch das Element Wasser, welches Mitgefühl symbolisierte, aber auch über das Element Erde, das für Sicherheit stand, führte.

Aber zuerst war nun mal dieser Berg von Sicherheit notwendig. Er sollte sprichwörtlich die Not der Schulden zum Guten wenden.

Wally erinnerte sich noch an den ersten Tag an diesem Arbeitsplatz. Sie war zunächst die erste Arbeitskraft gewesen, die von der Catering-Firma zu den Amerikanern als Aushilfe geschickt worden war.

Ihr Englisch war nicht einmal mittelmäßig, aber die amerikanischen Kollegen empfingen sie herzlich und neugierig. Trotzdem schlug das Herz gewaltig und der Magen pulsierte. Jeder war bemüht gewesen, sein langjähriges Wissen zu vermitteln und Wally war vollkommen überfordert von all den Informationen, mit denen sie förmlich überschüttet worden war. Sie war nervlich völlig überreizt. Ihr deutscher Vorarbeiter Jupp hatte sie väterlich unter die Fittiche genommen. Das hatte den Ansturm der Amerikaner ein wenig relativiert. Toll war, dass sie dort essen durfte, kostenlos.

Erst hatte sie gedacht, sie würde nur Hamburger und Hotdogs vorgesetzt bekommen. Doch zum Glück hatte sie sich geirrt. Neben dem herkömmlichen amerikanischen Fastfood hatte es für Wally auch die Möglichkeit gegeben, in zartesten Beefsteaks zu schwelgen, Reis und verführerisch gesunde Salate zu kosten und sich sogar eine köstliche Suppe und Obstsalat zu genehmigen. Zur Krönung hatte es Kuchen vielerlei Art und alle möglichen Getränke gegeben. Leider war Wally in den ersten Tagen nicht in der Lage gewesen, wirklich etwas zu genießen, denn dazu war sie viel zu aufgeregt.

Doch indem sie diesen Job angenommen hatte, hatte sie ihre eigenen Grenzen völlig missachtet. Vorher war ihr Leben eher etwas eigenbrötlerisch gewesen. Sie hatte sich, wo möglich, von allen Reizen der Umwelt – und somit aber auch Begegnungsmöglichkeiten – abgeschottet. Und eines Tages war eben der Punkt erreicht gewesen, an dem das Schrumpfen des Kontostandes allzu schmerzhaft geworden war. Also war sie wirklich tapfer gewesen und hatte alle Ängste vor Lärm, verstärktem Elektrosmog, flimmernden Leuchtstoffröhren, ständiger Ansprechbarkeit und Verfügbarkeit beiseite geschoben und den Job bekommen. Die größte Belohnung für diesen mutigen Akt war gewesen, zu merken, dass das alles doch irgendwie aus-

zuhalten war, zumindest für eine begrenzte Zeit. Denn wenn man glaubt, nicht so recht lebensfähig zu sein und an sich selbst verzweifelt, dann traut man sich auch immer weniger zu.

Sicherlich war das Wallys erste Phase der Häutung gewesen, da hatte unter der alten stumpfen Haut ein strahlender Glanz durch die neu entstandenen Risse hervorgeschimmert. Und eine Häutung ist ja bekanntlich nur nach Wachstum möglich, dann, wenn die alte Haut nicht mehr passt.

Der erste Schritt war getan worden, die Annahme der neuen Lebensbedingungen weitgehend erreicht. Aber trotzdem hatte – bei aller Freude über monatliche Gehaltsbuchungen – der innere Anspruch an ihr genagt, ein ganz anderes Leben führen zu wollen. Wie ein Holzwurm im Gebälk hatte es in ihr geklopft und gepocht und sie hatte sich ständig selbst besänftigen und sich versichern müssen, dass sie diese Tätigkeit nur so lange ausführen würde, bis wieder genug Geld da sein würde. Natürlich war der Stundenlohn niedrig gewesen, aber Wally hatte gewusst, dass sie durch ihre genügsame Natur in der Lage sein würde, Geld beiseitezulegen.

Doch diese Unzufriedenheit behinderte ihr Wachstum, daher geschah die Häutung auch nur teilweise – zumindest vorerst.

Der nächste Schritt war gewesen, ihre Kritiksucht und die scheinbar vornehme Zurückhaltung, die ihrer Angst und dem Wunsch nach Selbstschutz entsprang, aufzugeben.

Wallys amerikanische Kollegen hatten sie, jeder auf seine Weise, geprüft. Angelina, ein echter Engel, hatte sich wirklich Mühe mit Wally gegeben, trotz noch bestehender sprachlicher Barrieren. Brandon hatte Wally in seiner lieb-verspielt-neugierigen Art ausgefragt und sie ausdauernd mit Kaugummi gefüttert. Er war es auch, der ein enormes Gespür für Missstimmungen hatte und Wally, schon wenn sie zur Arbeit gekommen war, angesehen hatte, wenn etwas nicht stimmte. Wally war sich dessen, was sie gerade erlebte, bewusst gewesen: Da waren Menschen aus einer fremden Kultur, US-Amerikaner afrikanischer Herkunft, die sich ihr in Maßen geöffnet hatten – zum Glück nur in Maßen, denn zu mehr war sie noch nicht bereit gewesen. Aber das hatte ihr geholfen, sich selbst auch ein wenig zu öffnen.

Wieder hatte sie also einen kleinen Häutungsschub erlebt.

Wally hatte aber auch Zeiten erlebt, in denen sie fast verzweifelt war. Natürlich waren nicht alle Kollegen so zugänglich gewesen wie Brandon und Angelina. Ihr waren auch ihre eigenen Spiegelbilder, echte Vorzeigeexemplare was Arroganz und Zurückweisung anbetrifft, vorgehalten worden. Ihre Position war nicht gerade einfach gewesen, denn aufgrund der Sprachschwierigkeiten war es zu Missverständnissen gekommen und wenn Wally dann angebrüllt worden war, hatte sie sich ungerecht behandelt gefühlt und zurückgebrüllt, denn sie hatte immer ihr Bestes gegeben.

Da war sie zum ersten Mal aus der Haut gefahren, aber weil es aus verletzten Egogefühlen und Überforderung heraus geschehen, also noch nicht wachstumsbedingt war, hatte es auch nicht heilsam gewirkt.

Aber immerhin hatte sie sich gewehrt! So etwas hatte sie noch nie getan. Sie bekam jedes Mal, wenn sie daran zurückdachte, ein Pochen in der Magengrube, irgendwas war da schief gelaufen. Möglicherweise hatte ihr Gegenüber ein ähnliches Problem wie sie, eben nur in der aggressiven Variante. Sie selbst war ja eher die frustrierte Dulderin und Leidende. Er schützte sich durch Aggression, sie durch Rückzug und Zurückweisung.

All diese Spiegel wollten angeschaut, ja blankgerieben werden. Wenn schon, denn schon!

Wally hatte kaum einmal Zeit gehabt, sich zu erholen. Sie hatte gespürt, dass ihre Öffnung noch nicht authentisch war. Mal hatte sie ihre Austerschalen zu weit geöffnet und jemand hatte sie verletzt, mal hatte sie sie wieder zu schnell zugezogen und ihrerseits jemanden eingeklemmt. Sie war ständig an ihre Grenzen geführt worden. Sie hatte zum Beispiel alleine Arbeiten zugeteilt bekommen, die sonst von mehreren Personen zugleich ausgeführt wurden. Als sie aber die Arbeit allein geschafft und dann auch noch anerkennende Kommentare bekommen hatte, war sie sich bewusst gewesen, wieder eine Hürde überwunden zu haben.

Es gab nichts, was sie nicht lernen konnte! Wally hatte verwundert und befremdet entdeckt, dass die Arbeit sogar angefangen hatte, ihr Spaß zu machen. Putzen und Ordnung halten hatte eigentlich noch nie zu ihren Stärken gehört. Aber wie das oft so ist mit der Polarität: Etwas, das man sonst zuwenig beachtet und getan hat, betreibt man dann oft umso exzessiver. Sie war mit gebeugtem Kopf durch den Speisesaal gelaufen, um durch die Lichtreflexionen auf den Esstischen zu erkennen, ob diese voller Schlieren waren. Wenn ja, hatte sie sich einen Eimer mit heißer Seifenlauge geholt und nachgewischt, auch wenn jemand vor ihr das schon (für sie nicht gut genug) gemacht hatte. Es hatte ihr ein gutes Gefühl gegeben, »Dreck-Ecken« ausfindig zu machen und Jahre alten Schmutz zu entfernen. Ihre Kollegen waren unruhig geworden und hatten versucht, sie von solch zusätzlicher Arbeit abzuhalten, weil sie selbst durch ihr Beispiel gefordert wurden, aber Wally hatte für sich immerhin das Putzen entdeckt! »Was ja auch etwas mit innerer und äußerer Ordnung zu tun hat«, hatte sie gedacht, wenn sie sich wieder einmal dabei ertappt hatte, wie sie eine Stelle blankpolierte.

Vielleicht war es für sie ja wirklich der Beginn eines inneren Reinigungsprozesses gewesen, so, wie man immer mal wieder alte Ordner durchschaut, um zu sehen, was noch gebraucht und was entsorgt werden kann.

Wally hatte allmählich ein Gefühl der Sicherheit bekommen, denn die Kollegen hatten sie »a really good worker« genannt und ihr Englisch war, nachdem sie sich auch hin und wieder mal ausführlicher mit ihnen unterhalten hatte, flüssiger geworden. Sie hatte auch gelernt, Spötteleien nicht zu persönlich zu nehmen, und eines Tages hatte sie sich selbst dabei ertappt, dass sie während einer wunderbar komischen Blödelei mit einem Kollegen über ihre eigenen und auch seine speziellen Schwächen herziehen konnte.

Wally und die Leichtigkeit des Seins, die mittlerweile immerhin ab und zu mal aufblitzte.

Wally hatte begonnen, sich trotz immer wieder auftauchender Querelen, wie willkürlichen Schichtänderungen oder ebenso willkürlichern Aufgabenzuteilungen, und trotz der Tatsache, dass sie dadurch privat gar nichts mehr planen konnte, sicher zu fühlen. Womit sie sich hingegen nie hatte anfreunden können, war zu sehen, dass sich ihre Kollegen von der Catering-Firma auf eine sehr unangenehme Weise bei den amerikanischen Kollegen einschmeichelten. Das war nicht Wallys Art und damit hatten dann auch die eigentlichen Probleme angefangen. Wally als wahrheitsliebender, zuverlässiger und korrekter Mensch hatte mehr und mehr Schwierigkeiten bekommen, unter solchen nicht gerade zimperlichen Leuten zu bestehen. Heuchelei, Lügen, Intrige, Machtkämpfe und Betrug waren mehr und mehr zur Tagesordnung geworden und Wally wirkte zunehmend wie eine »Lerche im Krähenschwarm« – sie war eben anders, hatte ihre Ideale. Und die hatten sie in diesem Kreis mehr und mehr zum Außenseiter gemacht.

Das Ende vom Lied kennen wir: Der Manager der Catering-Firma war den Weg des geringsten Widerstandes gegangen.

Aber Wally hatte ihre Chancen genutzt und mitgenommen, was sich ihr an Wachstumsmöglichkeiten geboten hatte.

Und vielleicht war ja jetzt der Zeitpunkt gekommen, zu springen? Wie der Frosch!

Auch in dieser Geschichte sehen wir wieder eine Ansammlung von verschiedenen Reizen. Das Radio im Wartezimmer des Arztes ist für mich im Normalfall schon eine Zumutung. Kamen dann noch die unterschiedlichen Gerüche der wartenden Patienten dazu, und als Krönung die in meinen Ohren gedankenlosen Gespräche, die geführt wurden (mögen sie für die Personen, die sie führen, auch noch so wichtig sein), war für jemanden wie mich die Grenze erreicht. Zumal ich sowieso schon höchst überreizt war.

Ich habe in dieser Zeit gemerkt, wie weit ich mich dem Leben und den Menschen schon wieder verschlossen und entwöhnt hatte und bin bereit gewesen, daran zu arbeiten. Die Balance zwischen gesunder Zurückhaltung und allzu großer Öffnung war für mich extrem schwierig zu finden, meist gar völlig unmöglich! Trotzdem habe ich in dieser Zeit Freundschaften geschlossen, an die ich vorher nicht zu glauben gewagt hätte.

Ich habe auch gemerkt, dass ich mich trotz aller Überempfindlichkeit (so nannte ich meinen Zustand vor der Erkenntnis, dass ich eine HSP bin) an viele Störungen gewöhnen konnte. Wenn ich nach den Mahlzeiten in der Spülküche am Automaten stand, waren das wirklich ohrenbetäubende Geräusche. Aber ich fand einen Rhythmus im Bewegungsablauf, in der Weise, wie ich das Geschirr herausnahm und auf den Wagen setzte, der mich zu einem Teil einer Maschinerie machte, zu der die Geräusche gehörten.

Was ich damit sagen möchte ist, dass man sich durchaus motivieren kann, einige Reize eine Zeitlang durchzustehn, wenn die

Einstellung stimmt. Ich lernte es, die Geräusche (abgesehen von der Musik) in der Spülküche zu verkraften, weil ich mich als Rädchen in einem funktionierenden Getriebe sehen konnte.

Ich bin dankbar für das, was ich in dieser Zeit erkennen und lernen durfte, aber im Großen und Ganzen hat die Arbeitsstelle einfach nicht zu mir gepasst. Mit der Arbeit selbst hätte ich mich unter günstigen Umständen durchaus arrangieren können, aber dem Mobbing der Kollegen, die in meiner Korrektheit und meinem Perfektionismus eine Bedrohung sahen, war ich nicht gewachsen!

Eine ausgeprägte Wahrnehmung und Empathie sind Eigenschaften von hochsensiblen Menschen. In der nun folgenden Geschichte sehen wir, wie ich den Wert dieser Eigenschaften besonders zu schätzen lernte. »Wahrnehmen« bedeutet nicht nur zu sehen, ob eine Katze schwarz oder weiß ist, alt oder jung, dick oder dünn. Es bedeutet, dass sämtliche Eindrücke, die man über Ohren, Augen, Nase und Tastsinn aufnimmt, zu einem großen, mehrdimensionalen Bild werden. Und dieses Bild ist nicht allein die Summe seiner Teile, sondern viel mehr.

Erkenntnis

Claudia bekam vom Tierheim die Zusage, sie könne ab nächsten Samstag beginnen.

Sie war arbeitslos und durfte etwas zum Arbeitslosengeld dazuverdienen. Sie war es leid, immer nur zu Hause zu sitzen! Und Tiere mochte sie gerne, vor allem Katzen, und von denen gab es genug an ihrem neuen Arbeitsplatz. Sie war zuständig für das Katzenhaus. Ihre Aufgabe war, die Schüsseln vom letzten Tag einzusammeln, neues Futter auszuteilen, die Katzentoiletten zu säubern oder ganz auszutauschen, den Boden aufzuwischen – und das war es auch schon.

Man sollte meinen, dass diese Arbeit zügig erledigt ist, aber sie hatte es mit lebendigen Wesen zu tun – und die haben Ansprüche! Bereits wenn sie das Gehege betrat, musste sie ein bestimmtes Ritual einhalten, denn eine der Katzen war immer der Anführer der Zweckgemeinschaft. In ihrem Fall war das »Princess«, und ihr Name sagte bereits alles über sie aus. Sie war ein wunderschöner Kartäusermischling mit blaugrauen Flecken. Claudia durfte ihre Karriere von der eingeschüchterten kleinen mageren Katze zur Chefin der Gruppe miterleben. In dieser Zeit flogen viele Fellbüschel, denn so wie Princess einsteckte, teilte sie auch aus.

Es gab sicher viele, im wahrsten Sinne des Wortes eigenartige Katzen, und sie versuchte, auf jedes Tier einzugehen. Claudia musste – neben den anderen Tätigkeiten – die Augen offen halten. Hatte sich eine Katze erbrochen, Durchfall, sah eine krank aus, hatte eine Würmer? Wie verhielten sich die Tiere? Waren sie zufrieden und hatten ein glänzendes Fell, oder verkroch sich eine, war struppig? Sie sah, dass einige der Tiere sehr litten, wenn sie abgegeben wurden, *sei es in Urlaubspflege oder für immer. Andere waren wohl froh, aus ihren schlechten Lebensbedingungen weg in eine warme Versorgtheit gekommen zu sein. Denen ging es besser! Da sie sich etwas mit Heilkunde auskannte, versuchte sie, etwas für die Tiere zu tun, wenn sie merkte, wie verstört, ängstlich, verzweifelt sie waren. Sie hatte nun gar nicht mehr so viel Zeit, über sich selbst und ihr Leben zu grübeln. Sie nahm sich außerhalb der bezahlten Arbeitsstunden viel Zeit, um sich mit den einzelnen Tieren zu beschäftigen, ihr Wesen zu durchschauen, zu sehen, was sie bewegte oder erstarren ließ. Manche Tiere wollten nicht mehr fressen, verweigerten sich. Andere hatten Angst, sich berühren zu lassen, wieder andere waren aggressiv aus Verzweiflung – ganz wie sie es von Menschen kannte!*

Claudia konnte nicht allen helfen und immer mal wieder fehlte eine Katze, wenn sie kam. Also gut, dann bedeutete das wohl, dass die Katze vermittelt war oder auch gestorben und es hieß, loszulassen.

Als sie herausgefunden hatte, dass sie einiges mit Blütenessenzen ausrichten konnte, gab sie den Tieren schon bei deren Ankunft die entsprechenden Tropfen. Diese Katzen waren dann so offen, so entspannt und ansprechbar, dass sie sich oft schon am gleichen Tag heimisch fühlten.

Für Claudia selbst war der Job sehr anstrengend, wirklich stressig, denn sie musste sehr viel auf einmal lernen, wurde immer wieder herausgerissen aus ihren Arbeiten, weil sie dies noch gezeigt bekam und jenes noch unbedingt wissen musste und vom ersten Moment an Verantwortung übertragen bekam. Die Aufgaben waren sehr umfassend und sie nahm diese, wie immer, sehr ernst.

Sie sah das Elend der kranken Katzen. Wenn die Tiere dann verarztet wurden und Spritzen bekamen, war das Schlimmste, dass sie sie dabei auch noch festhalten musste und den Schmerz und die Panik des Tieres am eigenen Leib spürte. Es war wirklich kein

Wunder, dass viele, die den Job zuerst hatten annehmen wollen, nur einmal erschienen waren und dann nie wieder. Aber sie selbst war geblieben! All das gab ihr das Gefühl, gebraucht zu werden, wirklich etwas bewegen zu können und sie kam von nun an jeden Samstag mit roten Wangen nach Hause – ein Zustand, den sie von sich gar nicht kannte. Vor Begeisterung sprudelnd erzählte sie ihrem Lebensgefährten, was an dem Tag alles vorgefallen war und wo sie etwas hatte bewirken können – und wo nicht.

Nach einem Jahr bekam sie die Kündigung, ging aber weiter einmal in der Woche hin und half, weil sie hier ein neues Lebensgefühl entwickelt hatte, das für sie so wertvoll war.

Und das konnte ihr niemand mehr nehmen auf ihrem weiteren Weg.

In dieser Geschichte erkennt man, dass typische Eigenschaften einer HSP durchaus zweckdienlich sind, nämlich hinter die Fassaden schauen zu können (selbst, wenn es Katzenfassaden sind), zu erkennen, was fehlt, was gebraucht wird – und dementsprechend zu handeln.

Natürlich wurden meine Nerven auch arg strapaziert, wenn ich nicht durchgehend und konzentriert arbeiten konnte, weil gerade wieder ein Tier gebracht oder abgeholt wurde, wenn ich herumklettern und ungeliebte Wurmkuren verabreichen musste, und dabei den einen oder anderen Faucher oder Kratzer einkassierte. Aber die Erfolge, die ich dabei hatte, nämlich zu sehen, dass es vielen der Katzen mit der Zeit besser ging, machte alles mehr als wieder gut. Es ließ mich auch selbst endlich einmal die positiven Seiten meiner Empfindsamkeit erkennen und würdigen. Und das war wichtig, denn die schweren Seiten davon wogen manchmal fast allzu schwer! Sie zeigten sich immer wieder in der Überforderung, wenn ich nicht ruhig am Stück die Arbeit erledigen konnte, weil immer wieder etwas dazwischenkam. Auch das beschriebene Mitgefühl, wenn die Tiere verarztet wurden, krank in ihren Boxen und Zimmern saßen, nicht fressen wollten oder konnten oder wenn sie verzweifelt maunzten, laut oder leise, jede nach ihrer Art, machte mich das gleich mit krank.

Im Nachhinein sehe ich, dass es auch unter Katzen hochsensible Charaktere gibt. Denn ich habe in der Zeit ja hunderte von Katzen kennen-, einige davon auch lieben gelernt. Manche Katze steckt jede Veränderung weg, bleibt gesund an Leib und Seele, egal, was passiert, erschrickt nicht bei – manchmal unvermeidbarem – Lärm und freut sich über alles, was ihr begegnet. Andere wiederum sitzen starr vor Entsetzen in unzugänglichen Ecken und werden körperlich stocksteif.

Um die Letzteren kümmerte ich mich besonders intensiv, und auch die, die jammernd und weinend litten. Ich konnte sie ja so gut verstehen.

Ich hätte am liebsten immer mal wieder eines dieser armen Wesen mit nach Hause genommen, aber ich wusste, ich musste meine Empathie auf ein für mich erträgliches Maß herunterschrauben, um nicht vor lauter Mitgefühl auch noch krank zu werden. Meine liebe Tierheimchefin weint auch heute noch, nach vielen Jahren ihrer Arbeit, um jede einzelne gestorbene Katze.

Als kleinen Ausgleich zu dieser etwas traurigen Episode erzähle ich in der folgenden Episode etwas, das viel mit Leichtigkeit zu tun hat.

Sie beginnt, wie meist, mit der Überwindung meiner von mir selbst aufgebauten Schutzwälle. Und die Belohnung dafür bleibt auch diesmal nicht aus, wie Sie gleich sehen werden!

Wassermeditation

Marianne war gar nicht zufrieden mit sich. Statt nach einem Job zu suchen, saß sie schon wieder vor dem Fernseher und sah die siebenundvierzigste Wiederholung irgendeiner Talkshow. Sie wusste, dass sie das Leben, das sie führte, so nicht wollte, und sie wusste auch, dass sie mal wieder bei sich selbst ankommen musste.

Sie machte sich auf den Weg zu ihrem »Papa Rhein«, ihrem großen Tröster.

Mit Rucksack und Decke, Wasser, Keksen und einem Buch ausgerüstet stapfte sie durch die Brandungszone, an einer Roma-Siedlung vorbei zu einer, bis auf einige Jungpappeln und -weiden, die ein klein wenig Schatten gegen die stechende Sonne spendeten, kahlen Halbinsel. Dieses Schatten-Angebot dankbar nutzend breitete Marianne ihre Decke auf dem Kies aus und machte es sich mit ihrem Rucksack darauf gemütlich.

»Wassermeditation«, dachte es plötzlich in ihr. Sie sammelte sich und ihre Gedanken und schickte mit geschlossenen Augen Energie in Form von weissem Licht, als Strömung, als Wind, den Fluss hinauf, bis hin zur Quelle, über die Mündungen der anderen Flüsse und Bäche bis zu deren Quellen, in die Quelle hinein, von den Quellen aus wieder in der Strömungsrichtung bis ins Meer, von dort sich endlos vermischend in andere Meere, andere Ströme, andere Flüsse, Seen, verdunstend, in die Wolken steigend, von dort herabregnend, Kraft, Liebe, Heilung verteilend.

Das war ein wunderschönes Gefühl, rührend, erhebend, wohltuend, und vor allem:

Niemand hatte sie diese Form der Meditation gelehrt, es geschah einfach.

Als Marianne die Augen wieder öffnete und ein wenig benommen um sich schaute, saßen ungefähr hundert Möwen um sie herum. Einige hatten sich weit vorgewagt, sie hielten etwa drei Meter Abstand und bewegten sich mit vorgereckten Hälsen zaghaft vorwärts, als würden die hinteren vordrängeln und sagen: »Geht und guck mal, was dieses Wesen da macht«. Als hätten sie gemerkt, was da passiert ...

Immer wieder flatterte eine auf und zog die ganze Schar nach sich. Sie flogen einige Meter den Rhein aufwärts, als folgten sie dem von mir visualisierten Lichtstrom, ließen sich dann auf dem Wasser nieder und von der Strömung bis zu der Stelle treiben, wo Marianne saß, und stiegen, wieder neugierig und unwiderstehlich angezogen, an Land, um erneut einen Kreis um Marianne zu ziehen. Es war eine wunderschöne Atmosphäre. Sie hatte ein Gefühl, als sei alles stimmig, und das war es auch.

Sie legte sich hin und schlief ein ... und erwachte von dem wilden Kreischen der Möwen und dem lauter werdenden Rauschen des Flusses, sprang instinktiv auf, raffte Decke und Rucksack an sich und sah eine kleine Flutwelle den Kies überspülen. Die Möwen hatten sie gewarnt! An einer anderen Stelle, etwas weiter flussabwärts, hatte die Welle wohl jemanden unvorbereitet getroffen, dem Geschrei nach zu urteilen.

Da sie nun wieder recht wach auf den Beinen stand, lief sie noch ein wenig den Kiesstrand entlang. Sie fand einen transparenten Quarz mit kleinen eingelagerten Kristallspitzen und einige schöne Federn und ging, immer noch im Bann ihrer Meditation, langsam zum Auto zurück.

Ich kann nicht beurteilen, ob nicht hochsensible Personen solche Erlebnisse auch in dieser ganzen Gefühlstiefe und mit einem solchen Glücksgefühl erleben können, wie ich das immer wieder tue. Ich stecke eben nur in meiner Haut. Aber es entschädigt mich für so vieles, das mir aufgrund meiner erhöhten Reizbarkeit ansonsten entgeht. Wie gerne würde ich manchmal, wie andere Menschen, ausgelassen feiern, die Sorgen loslassen und einfach nur dazugehören!

Aber vielleicht kann ich das ja eines Tages auch, wenn ich gelernt habe, die Warnsignale meines Körpers richtig zu deuten und zu achten. Ich arbeite daran!

Da die meisten meiner Erzählungen schamanische Elemente beinhalten, folgt hier eine Geschichte, die zeigt, wie der Schamanismus zu einem großen und bleibenden Bestandteil meines Lebens wurde. Die Neigung zu schamanischen Erlebnissen hatte ich schon immer. Doch nun konnte ich sie als solche erkennen, daher begann ich gezielt damit zu arbeiten, und lernte, meine inneren Kräfte zu entdecken und vor allem zu verstehen.

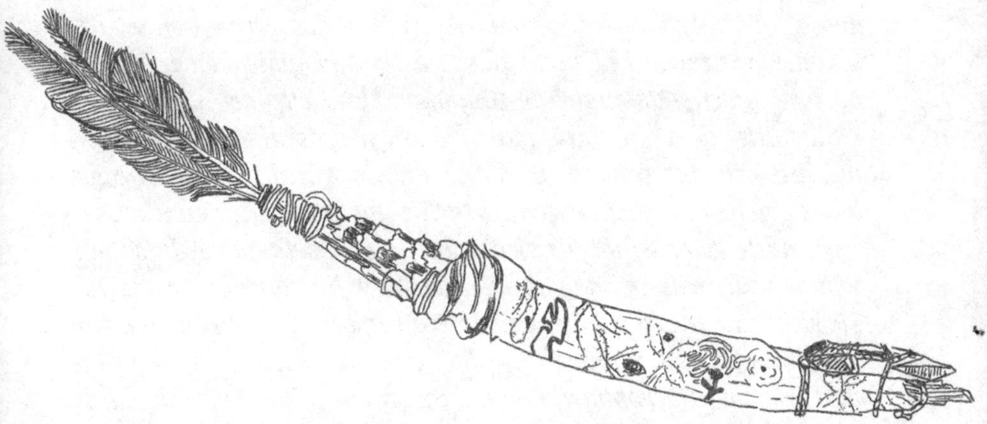

Zauberstab

Annabelle wusste, dass es so nicht weitergehen konnte. Sie wollte ihr Leben gerne in die eigenen Hände nehmen. Immer war sie irgendwie von jemandem abhängig gewesen. Seit sie ihr Elternhaus verlassen hatte, suchte sie immer Hilfe und Unterstützung, traute sich selbst nichts zu und bezahlte dabei stets den Preis der Abhängigkeit. Sie ging immer den Weg des geringsten Widerstandes, was zwar bedeutete, dass ihr Unannehmlichkeiten erspart blieben – aber stets zu den Bedingungen des Helfenden.

Sie hatte nie das Gefühl, ganz sie selbst zu sein. Mit den Jahren machte sich das bemerkbar. Sie wurde unzufrieden, hatte nie gelernt, eigene Entscheidungen zu treffen und diese auch zu leben.

Sie hatte kein Gefühl für sich selbst. Sie wusste nie: Will ich das wirklich oder will ein anderer, dass ich das will? Manchmal wünschte sie sich, eine Fee zu sein und einen Zauberstab zu besitzen, mit dem sie etwas nur anzutippen brauchte, um zu wissen, was sie wollte und wie sie es bekommen könnte. Sie ging auf die Suche nach ihrem Leben. Sie hatte keine eigenen Freunde, denn sie war ja immer irgendwie nur ein Anhängsel gewesen. Das machte die Suche bei Weitem nicht leichter.

Auf ihren Spaziergängen durch die Stadt war ihr des Öfteren ein Buchladen aufgefallen, in dem jede Menge faszinierender Bücher über Spiritualität, Astrologie, Heilkunde, Edelsteine, und Schamanismus auslagen. Auch wunderschöne Kristalle gab es dort, und sie konnte nicht widerstehen, sich selbst einen daumengroßen ungeschliffenen Amethysten zu schenken, der in seiner urigen Art zu ihr zu sprechen schien.

Sie verstand selbst nicht warum, aber sie musste ihn einfach haben.

Von dort hatte sie sich auch eine Handvoll Prospekte mitgenommen, Seminarangebote und Vorträge. So war sie eines Abends in einer Runde von Menschen gelandet, die etwas über Schamanismus erfahren wollten. Es war faszinierend, was sie da zu hören bekam, und als Auftakt wurde auch gleich eine Traumreise durchgeführt.

Sie war begeistert von dieser Möglichkeit, Zugang zu sich selbst zu bekommen, einfach ihre inneren Welten zu betreten, sie anzuschauen und in ihnen zu agieren. Zugleich war sie aber auch sehr misstrauisch. »Wenn das so einfach ist, warum macht das nicht jeder?«, dachte sie. Aber andererseits konnte sie, wenn es tatsächlich so war, dabei ja auch nichts falsch machen.

Zudem war es ein gutes Gefühl, zu Hause zu sagen: Ich will dieses Wochenende für mich haben!

Vor allem das Wort WILL ließ sie sich so wohlig auf der Zunge zergehen. Dieses Wochenende öffnete in ihr Türen, Türen, die zugestellt gewesen waren, mit allem möglichen Kram, Ängsten, Bedenken, Zweifeln.

Die vielen Rituale waren gar nicht so wichtig für sie, denn Rituale hatte sie in ihrem bisherigen Leben selbst mehr als genug. Rituale, die sie fesselten und einschränkten. Aber die Techniken, in ihr Inneres zu reisen, ihr Krafttier zu finden, ihre innere Führung zu befragen, all das gab ihr Hoffnung, herauszufinden, was sie wirklich wollte.

Sie erlebte an diesem Wochenende wunderbare Momente, lernte ihr Krafttier kennen und war erstaunt, wie realistisch das alles erschien, was sie erfuhr.

Während sie ihr Initiationserlebnis hatte, eine Trancereise, die sie zusammen mit der ganzen Gruppe erlebte, braute sich draußen ein gigantisches Sommergewitter zusammen, es blitzte und donnerte gewaltig. Sie hatte das Gefühl, eins zu sein mit diesem Unwetter. Ihr Herz klopfte und sie lachte vor Glück.

Sie war das erste Mal seit langer Zeit glücklich, offen, strahlte wie eine Sonne. Und dieses Bewusstsein und das Gefühl, »ganz« zu sein, nahm sie mit zu sich nach Hause. Dort übte sie auch die erlernten Techniken und fing wieder an, in die Natur zu gehen, Schneckenhäuser, Steine und Federn zu sammeln und in all diesen Dingen die besondere Botschaft zu erkennen, die an sie gerichtet war. Es machte ihr Spaß, sich selbst bei der Veränderung zuzuschauen. Sie war jetzt richtig lebendig!

An einem besonderen Wintertag im Januar, als alles im Wald mit Eiskriställchen überfroren war, fühlte sie sich plötzlich wie von einer Schnur gezogen und folgte diesem Impuls. Sie lief den sandigen, von Wurzeln überwachsenen Pfad entlang und hatte ein gruseliges Gefühl, als sie die vielen, von Wildschweinen getrampelten, Nebenpfade sah. Aber sie musste weiter, war kaum zu halten. Als sie weiter diesem Impuls folgte, nach links abbiegend, sah sie etwas sehr Eindrucksvolles:

In einem Kreis von etwa zwanzig Metern Durchmesser standen Bäume, die Wipfel waren alle zum Mittelpunkt des Kreises geneigt. Es sah so aus, als steckten sie die Köpfe zusammen.

Sie stellte sich in die Mitte, sah nach oben, und hörte den Wind kommen. Er fuhr durch die Wipfel und sanft über ihr Gesicht. Das war ein wunderschönes Gefühl, sie spürte nicht mehr die Kälte, sondern ein Glücksgefühl in sich aufsteigen. Sie wiegte sich mit den Bäumen in sanften Wellen.

Sie verlor jedes Gefühl für Zeit und Raum, daher wusste sie nicht, wie lange sie dort gestanden hatte. Sie machte kehrt, um allmählich wieder zurückzugehen. Ihr Schritt stockte, denn was da vor ihr lag, festgefroren auf der Erde, von Eiskristallen umrahmt, war einfach unglaublich! Das Blut schoss ihr ins Gesicht, ihr Herz pochte vor Aufregung und sie wusste, sie hatte ihn gefunden – endlich!

Ihren Zauberstab.

Jeder andere hätte es als Knüppel bezeichnet, dieses armlange Stück Holz. Aber Annabelle sah sofort die wunderschönen Zeichen und Runen, die wohl einstmals Borkenkäfer unter die Rinde gefressen hatten, als das Holz noch Rinde hatte.

Vorsichtig löste sie das festgefrorene Stück Holz (denn das war es vorerst noch) vom Boden und nahm es fast zärtlich in beide Hände. Sie fand Farne abgebildet, Vögel, eine Blume, Tiere allerlei Art, und sogar ein laufendes Strichmännchen.

Ihr wurde heiß und kalt und sie wusste, dass sie hier ein besonderes Geschenk in Händen hielt. Sie ging nach Hause und wickelte den angehenden Zauberstab in feuchtes Zeitungspapier, um ihn behutsam von der eisigen Kälte an die warme Wohnung zu gewöhnen. Sie hatte das Gefühl, ihm fehle noch etwas zur Vollkommenheit. An einem Ende hatte er eine merkwürdige Spitze, da, wo er aus seinem Astloch im Baum herausgebrochen war.

Am anderen Ende war eine Bruchstelle, in diese fügte sich, als wäre das schon immer beabsichtigt gewesen, Annabelles Naturamethyst, den sie mit einem Lederbändchen befestigte. Immer, wenn sie nun ihren Zauberstab in die Hand nahm, fühlte sie eine merkwürdige Kraft durch ihre Adern laufen. Sie betrachtete gerne die Zeichnungen und fand immer wieder neue Bedeutungen für sich. Aber irgendetwas fehlte noch, sie wusste nur noch nicht, was.

Die Zeiten ließen sie manchmal den Stab vergessen, aber ihre Naturverbundenheit verlor sie nicht wieder.

Einmal, als sie wieder unterwegs war, fand sie in einem Waldstück einige wunderschöne Rabenfedern. Sie sammelte sie alle auf und nahm sie mit nach Hause. Als sie sie mit einem Lederbändchen zusammenfasste, wurde es ihr auf einmal klar, was sie mit diesen Federn machen wollte! Das Federbündel fügte sich wie von selbst, wie schon die Spitze des Amethystes in das eine Ende gepasst hatte, nun an das andere Ende des Zauberstabes. Jetzt endlich war er perfekt! Er war gewachsen, hatte sich entwickelt, jeder Schritt zu seiner Zeit, allmählich, Stück für Stück! So wie sie selbst!

Sie wusste, dass sie mit ihrem Zauberstab keine Millionen würde herbeizaubern können, auch Probleme konnte sie nicht einfach so verschwinden lassen. Aber für sie persönlich war und blieb er ein wichtiger Begleiter ihrer weiteren Entwicklung und ihres Wachstums.

Die Geschichte zeigt, dass Abhängigkeit für Hochsensible zu einer regelrechten Falle werden kann. Die »Prinzessin auf der Erbse« wird von allen Seiten vor dem Leben und seinen (harten) Anforderungen behütet und beschützt – dadurch aber auch vor dem Erwachsenwerden und der Selbstverantwortung. Nicht zu wissen, was man selbst eigentlich will, ist auch eine Folge davon, immer andere für sich entscheiden zu lassen bzw. seiner eigenen Wahrnehmung nicht zu vertrauen, und das nur, weil sie anders ist, subtiler, tiefer, umfassender, erregender als die der anderen! Und dadurch auch Angst einflößender, vor allem für die anderen! Und so wird aus der »Erbsenprinzessin« auch noch eine »Märchenprinzessin« ein »Träumerle« mit viel Fantasie gemacht! Wer soll so einem Traumtänzer schon glauben? Am schlimmsten ist, dass man nicht einmal sich selbst noch glauben kann!

Unsere Heldin jedoch schafft es, sie lernt über die schamanische Arbeit, ihr Selbst zu erforschen. Ihr Zauberstab lehrt sie, sich selbst treu zu sein, abzuwarten, bis ein neuer Aspekt nach dem anderen in ihr Leben eintritt, bis sich alles fügt und ganz wird. So wie sie selbst!

Und ich persönlich, die ich ja diejenige bin, die das so erlebt hat, habe daraus gelernt, auf mich selbst zu hören, Dinge zu tun, weil das Verlangen dazu aus MIR herauskommt, nicht zu fragen, was andere davon halten, einfach geschehen zu lassen, was am Ende geschehen muss, und zu wissen, dass es richtig, für MICH richtig ist, egal was andere dazu sagen.

In der nächsten Geschichte geht es um die Erweiterung von selbst gesetzten Grenzen und Einschränkungen und darum, bei sich selbst anzukommen.

Die geschilderte Reise stellte mich vor viele Prüfungen. Einfach nur einen Flug nach Teneriffa und zurück zu buchen, war eine riesige Herausforderung. Ich musste damit rechnen, dass es mir im Flieger schlecht wurde. Ich war noch nie geflogen, aber wenn einem im Auto übel wird und auf dem kleinsten Ausflugsdampfer, dann ist man auf alles gefasst. Meine einzige Sicherheit waren Reisetabletten. Die nächste Unsicherheit war eine, von der ich zum Glück bei der Abreise noch nichts wusste: Ich musste nach der Landung auf Teneriffa sofort die (letzte) Fähre nach Gomera nehmen. Was passierte, war Folgendes: Das Flugzeug flog verspätet ab und es gab keine Fähre mehr! Ich konnte kein Spanisch und musste eine Unterkunft suchen. Das sind alles keine ernsthaften Probleme für Menschen, die nicht stressanfällig sind. Ich habe es auch geschafft, aber mit viel Schweiß und Zittern und vielen Taxikilometern, von denen ich (vielleicht glücklicherweise) vorher nichts wusste. Am liebsten wäre ich in den nächsten Rückflieger gestiegen, denn es sollte ja alles erst anfangen. So stieg ich am nächsten Morgen tapfer und trotzig auf die Fähre. Dort stellte ich mich in den mittleren Bereich, um so wenig wie möglich vom Seegang mitzubekommen. Zu diesem Zeitpunkt ahnte ich auch noch nicht, dass mir auf La Gomera zwei weitere aufregende Stunden Taxifahrt bevorstanden …

Leben

Sie hatte insgeheim gehofft, dass er doch noch nachkommen würde, aus Liebe zu ihr. Deshalb stand sie jetzt an dieser Telefonzelle in Calera, genauer im Valle Gran Rey, dem Tal der großen Könige, auf der Insel La Gomera. Und sie erzählte ihm, dass sie gut angekommen war, und teilte ihm genau mit, wo sie untergebracht war, in der geheimen Hoffnung, dass er sie vielleicht doch noch überraschen wolle. Aber tief in sich drin spürte sie »Nein«.

»Nein«, dass er nicht nachkomme und »Nein«, dass sie ihn auch nicht wirklich dahaben wollte.

Deshalb war sie hier, sie wollte die interessante Frau, die sie war, wiederentdecken, ihre verschütteten Anteile wieder ausgraben. Schon drei Monate zuvor hatte Andrea jene Reise geplant, schon damals hatte sie diese Ausweglosigkeit aber auch diesen Freiheitsdrang in sich gespürt. Als sie das Ticket in der Tasche hatte, wusste sie, dass sie nur diesen Flug buchen würde – alles Weitere würde sich auf der Insel selbst ergeben.

Sie kaufte sich einen Tramperrucksack, prüfte ihren Reisepass nach, ob er noch gültig war, und ließ die Zeit vergehen.

Plötzlich war es soweit, der Flug war kurz, aber aufregend. Sie hatte einen Fensterplatz und konnte beim Landeanflug Teneriffas rote Erde sehn. Sie suchte und fand mit einiger Mühe eine Unterkunft, denn ihr Flieger war verspätet gestartet und somit zu spät für die letzte Fähre nach La Gomera gelandet. Noch nie hatte sie eine Wanne mit warmem Wasser so genossen, denn sie war durchgeschwitzt und äußerst angespannt.

Morgens zog sie ohne Frühstück los, denn je früher sie nach La Gomera übersetzte, desto besser. Ein Taxi fand sie nicht, eine Telefonzelle schon, aber was nutzte ihr das alles, sie sprach ja doch kein Wort Spanisch. Darüber hatte sie sich seltsamerweise vorher keine Gedanken gemacht, und sie war sonst doch so gut im Kopfzerbrechen.

Also gut, dann musste sie eben ein Hotel suchen und fragen, ob die Mitarbeiter an der Rezeption ihr helfen konnten. Nette Menschen waren diese Spanier, sie halfen ihr sogar gern. Kurze Zeit später war Andrea am Hafen und gleich darauf auch schon auf hoher See. Sie hatte, seit sie mit dem gestrigen Flug gestartet war, andauernd Reisetabletten genommen. Sicher ist sicher! Auf dem Schiff stellte sie sich in die Mitte, das Gesicht im Fahrtwind. Unterwegs gab es Delfine zu sehen, aber sie war viel zu aufgeregt, um sie zu beachten.

Auf La Gomera angekommen, teilte sie sich mit einem Pärchen das Taxi ins Valle Gran Rey.

Zwei Stunden Autofahren und das über kurvige Strecken, an Abgründen entlang, auf schmalen Sträßchen, auf denen sich die Autofahrer auch noch gegenseitig wild hupend überholten. Wenn sie nicht solche Angst gehabt hätte, wäre ihr sicher sofort schlecht geworden. Andrea saß die erste halbe Stunde eigenartig verkrampft und verdreht auf dem Beifahrersitz und klammerte sich am Türgriff fest, dann bemächtigte sich ihrer ein gewisser Fatalismus und sie ließ los, vor allem den Türgriff!

Als sie ins Tal einfuhren, war sie nur noch atemlos, nicht mehr vor Angst, nein, vor Begeisterung, vor Stolz auf sich selbst, schon so viele Hürden, die für andere Menschen gar keine waren, überwunden zu haben.

Andrea wollte nicht in ein Hotel, auf keinen Fall! Für sie kam bestenfalls eine Pension in Frage. Zunächst setzte sie sich mit Sack und Pack in Calera in die Saftbar. Da saßen jede Menge Deutsche in ihrer Altersklasse, die ihr auch vom Outfit her ähnlich waren. Sie studierte die Pinwand und ließ sich dann erklären, wo der Supermercado war – nämlich oben auf dem Berg. Noch ein bisschen mehr Plackerei, darauf kam es jetzt auch nicht mehr an, dachte sie, dann war sie oben und palaverte mithilfe von Händen und Füßen und – wer hätte das gedacht – ihrer frisch erworbenen Lateinkenntnisse (sie holte gerade ihr Abitur nach) mit den Besitzern des Ladens und ihres künftigen Feriendomizils.

Der Vermieter führte sie den Berg wieder hinunter, weiter Richtung Ortsrand, und – man glaubt es kaum – mitten in eine Bananenplantage. Und da fand sie ihr perfektes Zuhause für diesen Urlaub – eine Art Gartenhäuschen mit zwei Zimmern, einer Dusche, einer behelfsmäßigen Küche und Veranda, genauso individuell und zauberhaft, wie sie es sich erträumt hatte.

Eins der Zimmer wurde für sie grundgereinigt, das bedeutete ausgefegt. Für Andrea war es das Paradies. Sie lud ihren Rucksack ab, sperrte ihr Zimmer zu und ging auf Erkundungstour. Sie wollte jetzt nur eines: sofort ans Meer! Sie lief quer durch die Plantage – als ihr auf einmal ein Feigenbaum wirkliche echte Feigen (was auch sonst, aber das war so unglaublich himmlisch) vor die Füße warf. So etwas Fantastisches hatte sie noch nie gegessen. Wie ein Kind staunte sie, sie fühlte sich wirklich wie im Paradies.

Das Meer dagegen war irgendwie langweilig heute! So glatt und platt und bleiern!

Aber das war nicht so wichtig. Sie kehrte in ihr neues Heim zurück, sah sich genauer um und entdeckte auf ihrer Gartenhausveranda einen Gecko, der an der Mauer klebte. Im Nachbargärtchen

stand ein Avocadobaum, dessen reife Früchte wohl niemand erntete, denn auf dem Boden lag einiges an Fallobst!

Andrea konnte es sich nicht verkneifen, Mundraub zu begehen. Das Abendbrot war gesichert, es würde Brotreste mit Avocado geben! So saß sie auf der Veranda, genoss selbstzufrieden und rundum glücklich ihr Mahlzeit, und kam nach und nach an. Gegen zwanzig Uhr ging die Sonne unter, recht schnell, sie plumpste regelrecht ins Wasser. Andrea beschloss, in ihrem Zimmer zu bleiben, denn sie wohnte ziemlich abgelegen und hörte die Männer, die sich wohl abends zum Schwatz auf dem Dorfplatz trafen.

Türe zu, Fenster zu, Läden zu, sie hatte sich viel zum Lesen mitgebracht und plante nun, sich in den Schlaf zu lesen. Als sie gegen Mitternacht das Licht ausmachte und in die Dunkelheit horchte, hörte sie ein Trippeln und Trapsen und Knuspern in ihrem Raum. Sie beruhigte sich mit dem Gedanken, dass das wohl der Gecko war, der sie vor unangenehmen Cucarachas (Kakerlaken) bewahrte.

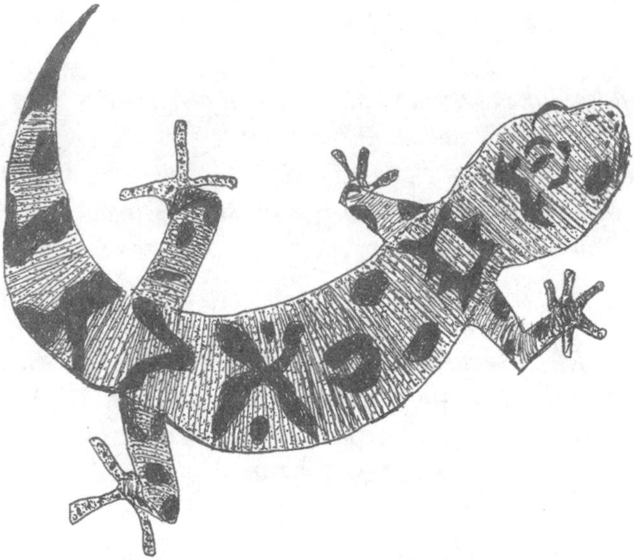

Morgens um sechs Uhr wurde sie von plärrender Lautsprechermusik und einer ebensolchen Stimme geweckt. So sollte es ihr jetzt drei Wochen an den Werktagen ergehen, denn der Fischhändler wollte seine frische Ware verkaufen und fuhr mit seinem Wagen von Ort zu Ort. Andrea stand auf, bereitete sich in der kleinen provisorischen Küche Kaffee und zauberte sich aus den Resten ihres Reiseproviants ein Frühstück. Zumindest ein paar Grundnahrungsmittel musste sie heute wohl einkaufen.

Zu ihrer großen Überraschung stand ein Teller mit ein paar Mangas (kleine Mangos) vor ihrer Veranda. Sie freute sich sehr darüber, fühlte sich geschätzt und willkommen.

Zu ihrem Frühstück gesellte sich als Genosse ein grau getigerter Kampfkater, ein einziges Muskelpaket mit zerfetzten Ohren.

Er besuchte sie von da an häufiger und sie trafen folgende Vereinbarung: Sie streichelte ihn nicht, damit er seine Flöhe bei sich behielt. Diese Vereinbarung wurde durch drei Kratzer besiegelt, weil Andrea dachte, dass der sicherlich liebesbedürftige Kater doch auch mal eine Streicheleinheit brauche. Nun, das brauchte er nicht, erkannte sie eindeutiger, als ihr lieb war!

Andrea tat alles, um zu vermeiden, an den zu denken, der nicht an sie denken wollte. Und nach und nach lernte sie, wieder bei sich selbst anzukommen und auch da zu bleiben – auch wenn es immer wieder wehtat. Aber hier war sie nur sie selbst – erstmal.

Sie ging offener auf Menschen zu, das ergab sich ganz von selbst, wenn sie am Strand oder unterwegs öfter auf die gleichen Leute traf.

Sie mietete sich zusammen mit einem Paar, das sie inzwischen kennengelernt hatte, ein Auto und fuhr mit ihnen in die Berge, um das geheimnisvoll knarrende Lorbeerwäldchen zu besuchen, und war froh, dass sie allein hierher gereist war, nachdem sie beobach-

tet hatte, wie sich manches Pärchen durch Beziehungsprobleme und Streitigkeiten den schönen Tag verdarb.

Sie konnte sich höchstens selbst den Tag verderben, und das wusste sie sich gut zu verkneifen.

Die Wunden in ihrem Herzen und in ihrer Seele taten nicht mehr ganz so weh, denn das Leben, das sie hier hatte, war voller Licht und Schönheit – und jeden Tag erwartete sie ein neues Abenteuer mit sich selbst. Immer wieder ging sie zum Vermieter und verlängerte ihren Vertrag. Eigentlich hatte sie ja vorgehabt, zwischendurch ihren Wohnort zu wechseln, um auch andere Teile der Insel zu erkunden. Aber sie merkte, dass es schön war, sich vertraut zu fühlen.

Sie erlebte das Meer jetzt auch tosend, beobachtete die Wellen, die auf den schwarzen Strand schäumten. Dann jubelte ihr Herz und ihre Haare flogen. Sie beobachtete die Strandkrabben schon am frühen Morgen, wenn sie noch ganz allein am Meer war, sammelte Muscheln, besondere Steine, kletterte über die Felsbrocken im flachen Wasser und sah den Tang wie grünes Haar durch das bewegte Wasser wehen.

Sie lag in der Sonne, im glühend heißen Sand, tauchte in die sanften Wellen ein und wurde von einem Rochen begrüßt. All das waren unvergessliche Erlebnisse!

Im Nu waren die drei Wochen vorbei und Andrea trat, beinahe ohne Herzklopfen, den Rückweg an. La Gomera, die Sonne, der Wind und das Meer hatten Heilungsarbeit geleistet. Sie fühlte sich jetzt stark genug, es wieder mit dem Leben aufzunehmen.

Ich glaube, auf dieser Reise habe ich sämtliche Angstdrachen, die ich mir im Laufe der Jahre im Namen des Selbstschutzes herangezüchtet hatte, außer Gefecht gesetzt. Und mich dabei auch noch ziemlich strapaziert, über den Haufen gerannt und in ganz gemeine Stresssituationen versetzt. Aber ich wollte mich auch, soweit das möglich war, von alten Zwängen befreien, weil ich merkte, dass ich mich durch Abschottung und Vermeidung arg eingeschränkt hatte. Damals dachte ich noch, ich könne mir diese Empfindlichkeit regelrecht abtrainieren!

Heute sehe ich in dieser Reise zudem ein großes Stück Abenteuerlust, die – zum Glück – auch eine meiner typischen Eigenschaften ist. Und meine Begabung mit allen Sinnen zu genießen, kam auch nicht zu kurz. Ich konnte mich am Duft von frischen Orangen berauschen, das getrocknete Salz nach dem Schwimmen im Meer von meiner Haut ablecken, die Seidigkeit meiner sonnengebräunten Arme betasten und bewundern, die veränderte Lichtintensität bestaunen, dem Meer beim Glucksen und Wellenschlagen zuhören …

Wenn ich auch hoffe, diese Abenteuerlust nie zu verlieren, würde ich heute, mit Rücksicht auf mein Nervensystem, die Reise besser planen, zumindest den Teil, der planbar ist – einfach, um von vornherein den Stress möglichst gering zu halten! Und ich würde auch schon während der Reise mehr Techniken anwenden, um den Druck von mir wegzunehmen. Aber ich glaube, ich habe auch damals schon instinktiv vieles richtig gemacht. Zum Beispiel habe ich mir die Zeit gegönnt, wirklich anzukommen.

Die Seele ist nicht einfach nur ein großer Klumpen, der irgendwie im oder um den Körper herumwabert, sondern ich erlebe sie, je nach Befinden, wie ein Schwarm kleiner Vögel oder Fledermäuse, die unsichtbar mit mir verbunden sind, auch wenn uns viele Kilometer trennen, weil ich körperlich meist schneller reise, als sie mir folgen können.

Und so gestalte ich meine ersten Urlaubstage zum Ankommen: Ich folge meinen Bedürfnissen, sei es, dass ich mich hinlege oder, wie in diesem Fall, mich sofort auf den Weg zum Meer mache. Und mit jedem kleinen inneren Lachen, wie zum Beispiel, als ich die Feigen entdeckte, sie aufhob, daran schnupperte, davon abbiss, und alle Geschmacks- und Geruchsnerven sich ihnen entgegenreckten, oder als ich den Sand zwischen den nackten Zehen spürte und dabei auf niemanden achten musste, nur ich selbst war – mit jedem dieser kleinen entzückenden Erlebnisse kam ein Seelenteilchen zurück und verschmolz wieder mit mir. Und mit jeder Verschmelzung fühlte ich mich wieder ein bisschen mehr komplett.

Eine weitere Möglichkeit, bei sich zu bleiben, auf sich zu achten und es sich nicht unnötig schwer zu machen, ist folgende:

Wenn man sich in einer Stresssituation befindet, ist es wichtig, sich nicht selbst noch zusätzlich unter Druck zu setzen. Ich verschaffe mir Raum, indem ich mir vorbehalte, Entscheidungen, die eine gewisse Tragweite haben, in Ruhe zu überdenken. Ich setze mir natürlich einen Zeitpunkt, an dem ich die Entscheidung getroffen haben will. Sonst würden mich die Gedanken unendlich und immer wieder von Neuem quälen.

Dann versuche ich, Entscheidungen, die ich letztendlich getroffen habe, nicht mehr umzustürzen oder anzuzweifeln. Natürlich kann einem immer noch mal nachträglich ein neuer Aspekt einfallen. Aber generell macht man es sich leichter, wenn man darauf vertraut, dass man alles genügend von allen Seiten beleuchtet und bedacht hat.

Irgendwann muss man auch loslassen und vertrauen. Und das durfte ich innerhalb dieser drei Wochen oft üben. Das ist eine Herausforderung, die mit dieser Reise natürlich nicht abgeschlossen

war. Auch heute noch habe ich das eine oder andere Mal an dieser Lernaufgabe zu knabbern!
Auch in der nächsten Erzählung finden wir den für mich so typischen Beginn. Ich bin mal wieder in einer anstrengenden Lebenssituation, arbeits- und auch irgendwie hoffnungslos.

Trotzdem sehe ich die Welt mit interessierten Augen, gerate mal wieder in die »alle Ampeln, die ich passieren will, sind rot«-Phase, und lache nur in mich hinein, weil dann automatisch »Autokino« angesagt ist, ein Begriff, den ich in der Geschichte näher erläutere. Mit dieser Einstellung erspare ich mir viel Stress, auch wenn ich einmal auf der Autobahn in einen Stau geraten sollte …

Nils, oder die innere Führung

Isabell brauchte Bewerbungsfotos. Es war ja eigentlich sowieso zwecklos, denn wer würde sie schon nehmen, mit diesem Lebenslauf, der ein einziges Wirrwarr von Anfängen und Unterbrechungen war? Aber was soll´s, dachte sie, jedenfalls sollten die Bilder aussagekräftig sein und sie war der Meinung, das ginge am besten, wenn jemand Vertrautes hinter der Kamera saß. Sie machte sich mit dem Auto auf den Weg zu ihrer Freundin Anja, die am anderen Ende der Stadt wohnte.

Wie immer staute sich der Verkehr stadteinwährts und wie immer nutzte Isabell die Zeit und spielte »Autokino«: Sie begann, in andere Autos hineinzuschauen und sich Geschichten über die Insassen auszudenken. Warum musste der Herr mit der Halbglatze so fluchen, nur weil vor seinem roten Fiesta die Ampel auf Rot sprang? Vielleicht tat ihm ein rotes Auto nicht wirklich gut? Das war sicher schlecht für den Blutdruck! Vielleicht wäre er mit einem grünen Auto gelassener und offener für das gewesen, was um ihn herum vorging. Sah er nicht den Vater, der sein Kind behutsam auf dem Arm über die Straße trug und dabei liebevoll mit ihm sprach? Bemerkte er nicht die Menschen, die sich angeregt unterhielten, während sie vor ihm die Straßenseite wechselten?

Isabell war mitten im Schauen und Erleben und Fantasieren – und auf einmal sah sie – ach du liebe Güte! – eine Gans! Mitten auf der lärmumtosten Verkehrsinsel! Sie sah nur, dass das Tier in echter Gefahr war. Mittlerweile war die Ampel auch schon wieder auf Grün gesprungen, und Isabell musste jetzt losfahren, gerade auf die Gans zu, die zwar, solange sie auf der Verkehrsinsel blieb, sicher war, aber wehe, wenn sie es sich anders überlegte.

Es ratterte in Isabells Hirn. »Tu was!«, hämmerte es in ihr.

Sie wusste, in solchen Situationen war sie oft überfordert, schnelle Reaktionen waren nicht gerade ihre Sache.

Und da war auch wieder der Gedanke, jemand anders könnte ja …

Doch auf einmal übernahm irgendetwas in ihr die Führung und sie sah sich an den Straßenrand heranfahren und aussteigen. Die Gans trippelte schon unruhig herum und Isabell erkannte, dass es höchste Zeit war. Sie wartete, bis die Straße frei war und trieb das Federtier vor sich her, hinüber auf die Grünanlagen. Da war der Vogel erstmal etwas sicherer.

Doch was sollte sie jetzt tun, sie konnte ihn nicht seinem Schicksal überlassen, Hunden, Mardern oder Ratten. Die Gans war noch ein Jungtier, wie sie jetzt feststellen konnte, und sicher bereit, jede mögliche Schwierigkeit auf sich zu ziehen.

Sie versuchte, näher an die Gans heranzukommen, sie irgendwie zu umzingeln. Zum Glück kam ihr eine junge Frau entgegen, sodass die Gans langsamer wurde, zögerte – und wieder übernahm etwas in Isabell die Führung, denn plötzlich hatte sie das Jungtier im Arm. Sie hatte mit allen möglichen Situationen gerechnet, dass sie die Flügel um die Ohren geschlagen bekäme, angefaucht würde, gebissen – aber nichts davon geschah. Das schöne Tier sah sie ruhig und auch ein wenig neugierig an.

»Und nun?«, fragte sich Isabell. Sollte sie die Gans in ihre Jacke wickeln und in ein Tierheim bringen? Doch dann fiel ihr etwas ein. Vielleicht war die Gans – bei sich hatte sie sie bereits »Nils« getauft – aus dem nahe gelegenen Vivarium entlaufen!

Also klemmte sie sich Nils unter den linken Arm, setzte ihn wie ein Kleinkind auf die linke Hüfte und hielt mit der rechten Hand seinen Hals, damit Nils nicht doch noch auf die Idee käme, sie zu zwicken.

So lief sie mit ihm los wie Hans im Glück. Nils machte immer noch keine Anstalten, sich schlecht zu benehmen, also entließ sie ihn aus dem vorsorglichen Zwangsgriff, was für beide angenehmer war.

Es war unglaublich, diese Harmonie zwischen den beiden, als hätten sie sich schon immer gekannt. Nils betrachtete Isabell von der Seite und Isabell sprach zu ihm, sagte ihm, dass er keine Angst haben müsse und dass sie ihn nun zurück zu den anderen Gänsen und Enten bringen würde.

Er schien ihr zuzuhören und plötzlich begann er mit einem leisen, fast liebevollen Schnattern seinen Kopf an ihrer Jacke zu reiben. Er zappelte nicht und hörte ihr die ganze Zeit aufmerksam zu, unterbrochen von seinen leisen Kommentaren.

Isabell fühlte ihr Herz warm werden. Dies sollte ein ganz besonderer Tag für sie sein und bleiben. Als sie ihn abgegeben hatte, und er vom Tierpfleger davongetragen wurde, war sie ein bisschen traurig.

Aber Nils hatte ihr ermöglicht, zu sehen, dass das Leben so viel für sie bereit hielt, so viele Chancen, immer wieder aufs Neue zu erleben, dass sie in der Lage war, das Richtige zu tun, wenn sie ihrer inneren Führung vertraute, und einfach tat, was ihr Gefühl sagte, ohne kritisch zu hinterfragen.

Da kam wieder ganz deutlich meine große Schwäche zum Vorschein: Handlungsunfähigkeit! Nicht richtig reagieren können, sich überfordert fühlen, darauf vertrauen, dass andere das schon regeln. Zum Glück hatte ich mich in diesem speziellen Fall selbst erlöst, indem ich auf meine innere Stimme gehört und die Angst vor Überforderung beiseite geschoben hatte – was durch ein wunderschönes bereicherndes Erlebnis belohnt worden war. Das ermutigte mich, künftig öfter in die Eigenverantwortung zu gehen und daran zu wachsen.

Wieder ein Aspekt, der für durchschnittlich Sensible gar kein Problem ist. Aber wenn man ständig überreizt und überfordert ist von Alltäglichkeiten, fängt man eben an, Reibung zu vermeiden!

Ich leide nicht immer unter dieser Handlungsunfähigkeit, im Fall einer echten Katastrophe, eines Notfalls bin ich sehr nüchtern und sicher. Ich reagiere blitzschnell und tue instinktiv genau das Richtige, während andere im Schock erstarren. Hinterher weiß ich oft gar nicht, warum ich genau so, genau richtig gehandelt habe. Vielleicht kann man es »Instinkt« nennen.

Der Zusammenbruch kommt auch bei mir unweigerlich, aber erst dann, wenn alles Nötige getan ist.

Ich habe oft im Zusammenhang mit einem Ereignis, zum Beispiel einem Sturz vom Fahrrad, das Gefühl, zu wissen, was gleich passiert. Ich sehe den Sturz Sekundenbruchteile voraus, nehme sogar wahr, wie er abläuft. Ich glaube, das ist Bestandteil der verschärften Wahrnehmung und der Fähigkeit, alle eingehenden Informationen sinnvoll miteinander zu verknüpfen. Etwas in mir registriert: Ich fahre zu schnell, es ist nass, der Randstein, auf den ich auffahren will, ist zu hoch und der Winkel, in dem ich ihn anfahre, ist zu spitz. Ich sehe mich tatsächlich stürzen, kann es aber nicht mehr abwenden. Das einzige, was ich tun kann, ist den gesehenen Sturz abzumildern. Und das funktioniert.

Das hat nichts mit Mystik und nichts mit Hellseherei zu tun. Oder aber die wahren Hellseher sind extrem hochempfindlich und können Zeichen wahrnehmen und vernetzen – und somit ein hochwahrscheinliches Ereignis vorhersagen …

Auch in der folgenden Geschichte zeigen sich schamanistische Anklänge, und sicher erkennen Sie auch mein altes Muster wieder: Krise, Rückzug, Eskalation in Schlaflosigkeit und die Freude, sich nach erfolgter Überwindung selbst zu finden und durch besonders tiefe Verbundenheitsgefühle eine Einheit mit der Welt zu erleben.

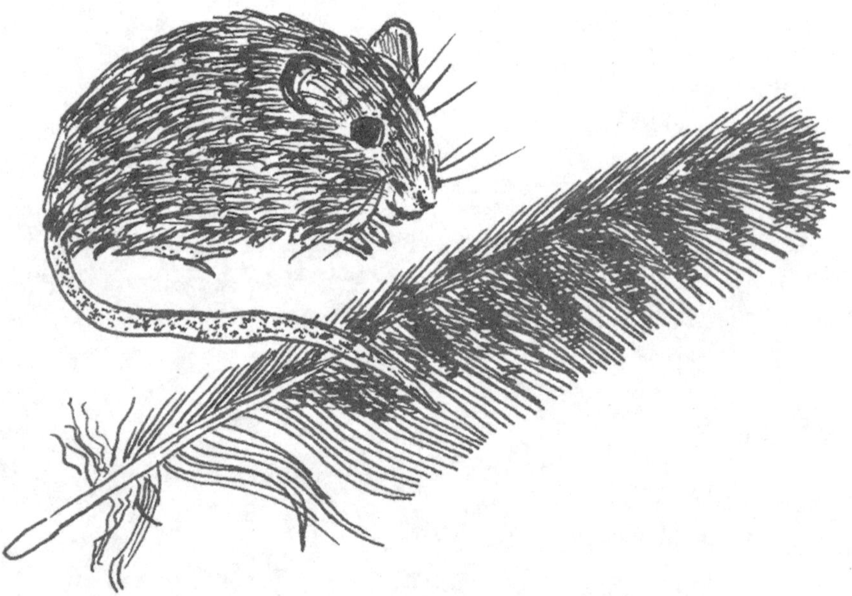

Raum und Zeit

Es war ein wirklich heißer Sommer.

Conny hatte Pech gehabt, echtes Pech, wie sie glaubte, denn der Job, den sie gerade erst angenommen hatte, war ihr unter merkwürdigen Umständen wieder abhanden gekommen. Solche Dinge passieren meistens, wenn man etwas wider besseren Wissens, also gegen das eigene Bauchgefühl, entscheidet. Man spürt, dass da etwas nicht stimmig ist, unternimmt aber nichts dagegen. Aus Angst, aus falschem, aber durchaus nachvollziehbarem Sicherheitsbedürfnis. Sie spürte auch, dass der Job nicht zu ihr passte, dass er nicht ihre Fähigkeiten forderte und förderte und dass darüber hinaus die Chemie mit der Kollegin nicht stimmte.

Im Optimalfall nimmt einem in solch einem Fall über kurz oder lang das Leben die Entscheidung ab – und das bedeutete in ihrem Fall, dass sie die Kündigung bekam. Das ist wohl ein kosmisches Gesetz, und insofern durfte Conny darauf vertrauen, dass für sie gesorgt würde.

Leider durchschaute Conny diese kosmischen Gesetze noch nicht so gut und daher war sie in ziemlich schlechter Verfassung. Denn wer interpretiert eine Kündigung schon als Hilfe in der Not? Zumeist ist das zunächst einmal eine schlimme existenzielle Bedrohung!

Sie konnte nachts nicht mehr richtig schlafen, und statt morgens aufzustehen, wälzte sie sich im Bett herum, fiel von einem traumschweren Halbschlaf in den nächsten und quälte sich endlich ziemlich zerschlagen gegen Mittag aus den Federn. Sie war tagsüber gereizt und verzweifelt, angespannt und dadurch nicht in der Lage, eine Lösung zu finden.

Sie versuchte, sich dazu zu bewegen, wenigstens aufzuräumen und sich etwas zu essen zu machen.

Meistens jedoch landete sie auf dem Balkon auf der Liege und vergrub sich in ihren Büchern. Da konnte sie abtauchen, verschwinden, alles hinter sich lassen, und wenn einmal das Telefon schrillte, war sie kaum in der Lage, sich zurechtzufinden in Raum und Zeit.

Immer, wenn ihr wieder der Lesestoff ausgegangen war, machte sie sich auf den Weg ins Antiquariat. Neue Bücher konnte sie sich jetzt nicht leisten. Außerdem war es viel spannender, darauf zu vertrauen, dass diesmal wieder etwas Besonderes für sie dabei sein würde.

An manchen Tagen fand sie gar nichts, bei anderen selteneren Gelegenheiten fielen ihr vier oder fünf Bücher auf einmal zu. Jedes davon hatte einen Platz in ihrem Herzen, denn jedes hatte irgendwie mit ihr zu tun.

In jedem dieser vielen Bücher, die sie um sich herum ansammelte, war mindestens EIN SATZ, der ihr etwas bedeutete, der ihr Blut wieder zum Strömen und ihr Herz zum Pochen brachte. Es waren Bücher über Naturwissenschaften, Heilkunde, Schamanismus, Selbsterkenntnis, persönliche Weiterentwicklung. Sie waren wie ein Puzzle aus Persönlichkeitsanteilen, die ihr verloren gegangen waren oder die sie an sich selbst noch nicht kannte. Langsam wurde aus der Notwendigkeit, sich in dieser Welt zu vergraben, um zu überleben, eine Freude, sich Stück für Stück in den Büchern wiederzuentdecken.

Langsam merkte man Conny die heilsamen Folgen dieser Auszeit an. Irgendwann beschloss sie dann, nicht mehr nur den Buchladen zum Ziel zu wählen, wenn sie in die Welt gehen wollte.

Sie kramte ihren alten Rucksack heraus, füllte ihn mit einer Decke, einer Flasche Wasser, salzigen Keksen und für alle Fälle einem Buch.

In den Seitentaschen entdeckte sie aus früheren Zeiten noch Räucherstäbchen, Kerzen, Feuerzeug und ein Taschenmesser. »Kann nicht schaden, es mitzunehmen«, dachte sie, auch wenn sie das Feuerzeug sicher nicht würde nutzen können, denn es war wegen der Waldbrandgefahr verboten, Feuer zu machen. Die Hitze hatte alles zundertrocken gedörrt. Vielleicht würde sie ja ein paar Beeren finden.

Sie machte sich auf den Weg. Schon bei der ersten Steigung merkte sie, wie viel körperliche Kraft sie eingebüßt hatte. Aber es war auch ein gutes Gefühl, sich mal wieder zu spüren, das Herz pochen zu fühlen. Die Sonne brannte unbarmherzig auf die Welt hernieder.

Conny war froh, am Waldrand angekommen zu sein und in den Schatten eintauchen zu dürfen. »Weiter, weiter«, gab ihr Herz den Schrittrhythmus. Die Beerensträucher konnten ihr leider nichts anbieten, bestenfalls völlig vertrocknete Früchte.

Sie verließ den Weg an einer ihr vertrauten Stelle und überquerte eine Wiese. Sie wusste, dort irgendwo standen Obstbäume. Da war ein scheinbar nicht mehr genutzter Garten voller Zwetschgen- und Mirabellenbäume. Doch wie bei den Beerensträuchern hatten auch diese Früchte aus Wassermangel keine Chance zum Reifen gehabt, waren schon vorher verrunzelt.

»Wie ein Mensch, der weit vor seiner Zeit altert, weil er den Fluss des Lebens nicht mehr spürt«, dachte sie.

Als Conny kehrtmachte, um die Wiese wieder zu überqueren, hörte sie ein hartes, lautes, rauhes Husten. Sie erschrak sehr, denn sie war allein unterwegs, und ein Stück weit vom Weg oder einer Straße entfernt. Sie bekam Herzklopfen und drehte sich um, um heraus-

zufinden, woher dieses merkwürdige Geräusch gekommen war. Da sprang wenige Meter von ihr entfernt ein Rehbock aus einer Senke in der Wiese heraus und mit hartem Tritt ins nächste Gebüsch.

Da fragte sich nun, wer von den beiden mehr erschrocken war.

Conny war sehr erleichtert. Sie setzte den Weg über die Wiese fort und schaute dabei auf den Boden, um zu sehen, welche Pflanzen dort wuchsen. Auf diesen Wiesen wuchs oft wilder Schnittlauch. Frischen wilden Schnittlauch auf einem Butterbrot – köstlich!

Plötzlich wurde ihr Blick starr, ihr Schritt stockte und sie lief mit unbewegter Miene wieder zwei Schritte zurück. Das konnte doch nicht wahr sein, da lag, wie extra für sie hindekoriert, eine wunderschöne, kräftige, braun-hellbeige gezeichnete Bussardfeder.

Immer, wenn sie früher so etwas gefunden hatte, war ihr damit eine besondere Botschaft geschenkt worden.

Freudig strahlend nahm sie die Feder auf und setzte ihren Weg bergan fort. Der Weg war schweißtreibend und schwer, doch die Bussardfeder machte Conny leichter. Für die Mühen des Aufstiegs wurde sie oben auf dem Hügel mit einer Bank im Schatten eines Wildkirschbaumes und einiger Weißdornhecken belohnt. Sie hatte dort eine herrliche Aussicht auf die Wälder und Felder um sich herum!

Sie öffnete ihren Rucksack und trank in tiefen Zügen aus ihrer Wasserflasche. Ein kleiner warmer Wind kam auf und strich ihr übers Gesicht. Früher hatte sie oft mit dem Wind gesprochen – ob das noch möglich war?

Sie saß und genoss die Aussicht über die Landschaft. Dabei hielt sie die geöffnete Wasserflasche in der Hand. Und plötzlich fühlte sie ein Vibrieren in der Flasche und hörte wunderschöne Töne. Der Wind hatte sich darin verfangen und spielte – speziell für Conny – seine eigene Musik.

Früher hatte sie oft für den Wind gesungen, und nun tat sie es wieder, stimmte sich auf die Tonlage des »Flaschenliedes« ein und sang ihr Mantra. Sie spürte, wie in ihr etwas wuchs, eine Kraft, die sie glaubte, verloren zu haben. Es war, als sei die Zeit stehengeblieben und plötzlich war sie eins mit der Welt.

Nach einer ganzen Weile – sie hatte völlig die Zeit vergessen – trank sie wieder einen großen Schluck und hatte auch das Bedürfnis, dem Wildkirschbaum etwas abzugeben. Sie dachte: Das ist zwar nur ein Tropfen auf dem heißen Stein, aber sie goss in eine Vertiefung, die zwei Wurzeln miteinander bildeten, ein paar Schluck von dem wertvollen Nass.

Während sie dabei zusah, wie das Wasser langsam versickerte, hörte sie plötzlich ein Rascheln und Piepen. Da kam tatsächlich eine Maus gelaufen und wälzte sich quiekend in dem Wasser, das noch in der Wurzelkuhle stand. Dieser kleine Waldgeist kümmerte sich überhaupt nicht um ihre Anwesenheit, benahm sich, als wäre sie gar nicht da. Egal, woher das nächste Wasser kommen würde, im Moment hatte das Tierchen zu trinken. Ihm blieb nichts anderes übrig, als im Hier und Jetzt zu leben!

Vielleicht war das auch für Conny ein guter Rat – zusammen mit der Botschaft des Bussards:

Sie würde künftig die Augen offenhalten, sich mit Leichtigkeit dem Wind überlassen, und sich dann, wenn der richtige Moment kommen würde, dem neuen Kurs anvertrauen. Ohne unnötig zu zweifeln und ohne allzu viel zu hinterfragen.

Auf diesen Ausflügen ist mein inneres Kind besonders lebendig! Es findet, ohne zu suchen. Es erhält innere und äußere Geschenke und freut sich, ohne zu werten. Wenn ich mich verrannt habe, verzweifelt bin, nicht weiter weiß, helfen mir diese Erlebnisse, aus meinem mich selbst beschränkenden Gedankenkarussell auszusteigen, sodass etwas Neues stattfinden, ein neuer Blickwinkel sich eröffnen, eine neue Handlungsweise sich erschließen kann. Ich komme nie nach diesen Erlebnissen nach Hause und habe das Job-Angebot meines Lebens im Briefkasten, oder jemand hat mir eine große Summe Geld geschenkt, sodass ich auf immer sorglos und in Freuden leben kann!

Nein, es ist einfach die neue Sichtweise, eine nie gekannte oder vielleicht einfach nur vergessene oder verlorengegangene Offenheit und vor allem ein nicht zu unterschätzendes Quantum Zuversicht. Tatsächlich habe ich mein Vertrauen in das Leben wieder zurückerlangt. Das reicht, um es wieder und wieder anzugehen, jedes Mal aufs Neue die »Herausforderung Leben« anzunehmen!

In der folgenden Erzählung taucht wieder der Aspekt des Inneren Kindes auf, jenes kleinen Wesens, das wir uns alle, mehr oder weniger stark, erhalten haben. In meinem Fall steht es für meine Verspieltheit, für meine heimlichen Wünsche, für Momente des absoluten Sich-Verlierens in Situationen ohne kontrollierende Einflüsse. Es ist der kleine Schelm, aber auch das traurig schluchzende kleine Mädchen, dem sein wertvollstes Spielzeug, ein wunderschönes Schneckenhaus, weggenommen wird, weil es »schmutzig« ist. Es steht für meinen Spaß an kindlichen Beschäftigungen, wie die Füße im warmen Sand zu vergraben und Steine am Fluss zu sammeln. Es will gelobt, belohnt und geliebt werden und es braucht viel Motivation, damit es mir seine Kreativität zur Verfügung stellt, die ich brauche, um mit ihm und dem Leben zu spielen.

Dieses kleine Kind unterliegt leider oft der Herrschaft einer inneren Kontrollfigur, die sich als »Spielverderber« zeigt. Oft habe ich regelrechte Streitgespräche zwischen diesen beiden Personen in mir. Das hat sicher nichts mit Schizophrenie zu tun, diese inneren Personen hat jeder, sie sind nur unterschiedlich stark ausgeprägt.

Wer sich bei Entscheidungsfindungen leichttut, weil er nicht von äußeren und inneren Eindrücken, Wahrnehmungen und Sichtweisen überflutet wird, der braucht auch keine Ratgeber. Dadurch haben diese inneren Personen nicht die Gelegenheit, einzugreifen. Leute, die so veranlagt sind wie ich, beziehen in ihre Entscheidungen eine Menge von Faktoren ein, die gar nicht unbedingt mit dem Objekt der Entscheidung selbst zu tun haben. »Was kann passieren, wenn …« Natürlich enthält jede Entscheidung Risiken, auch die von Nicht-HSPen, aber eine HSP macht es sich besonders schwer, bezieht mit ein, was andere davon halten könnten, warum sie sich überhaupt entscheiden muss, wie sie sich dabei fühlt, ob das Ganze überhaupt Sinn ergibt und wenn ja, welchen. Es hat wieder etwas mit Verantwortung zu tun und vor allem mit Perfektionismus. Die HSP will alles, was sie tut, perfekt machen, das hängt mit der geringen Belastbarkeit zusammen. Das klingt zunächst paradox, weil die Belastung ja durch den hohen Anspruch eher verstärkt wird. Aber die HSP hat den Anspruch, wahrhaftig zu sein und ihre Ziele nicht nur halbherzig anzustreben, sondern mit vollem Einsatz. Daher rührt auch der bei Schriftstellern als Schreibblockade bekannte Zustand, der die folgende Geschichte einleitet:

Vertrauen

Michelle kommt nicht so recht voran mit ihrer Arbeit. Sie hat sich verrannt, will etwas mit Gewalt vollenden, was eigentlich kreativ zu Ende geführt werden sollte. Sie muss einfach mal wieder raus.

Etwas in ihr sagt: »Du warst doch erst vor zwei Tagen«, etwas anderes sagt »Ich will, dass es mir gut geht, ich habe das verdient!«

Das mit dem Parkplatzbestellen beim Universum funktioniert heute nicht so richtig, vielleicht zweifelt sie schon wieder viel zu sehr, aber sie weiß dennoch sofort, dass sie auf Lieblingsparkplatz Nummer zwei einen freien Platz vorfinden wird. Und so kommt es dann auch – wie soll es auch anders sein?

Michelle hat etwas im Sinn, das den Hauptgrund für diesen Ausflug liefert. Sie hatte vorgestern in der Stadt einen Buchladen besucht. Da waren ihr zwei sehr ansprechend erscheinende Bücher in die Hand gefallen. Eines, das sich mit dem Thema Kreativität befasste, in einer Weise, dass sie Gänsehaut vor Freude bekam, als sie es rasch überflog. Das zweite Buch handelte davon, wie man für sich selbst gut sorgt, Wohlfühltipps, die sie sehr ansprachen. Aber da war wieder diese Stimme in ihrem Inneren, die etwas überheblich sagte: Das kannst du doch selbst, wozu brauchst du dieses Buch? Und da die Stimme barsch und einschüchternd genug war, ließ sie sich davon beeindrucken und kaufte nur das erste Buch.

Sie wusste genau, was jetzt passieren würde:

Die kleine Michelle, das Kind in ihr, wollte das Buch nämlich sehr wohl haben. Nur war es für diese Entscheidung für heute zu spät, es war Abend und sie war schon zu Hause, wusste nicht einmal mehr den Buchtitel und den Namen des Autors. Den nächsten Tag ließ sie vergehen und beschäftigte sich mit ihrer Arbeit. Sie war etwas unzufrieden mit dem Resultat, denn sie war nicht ganz bei der Sache. Die kleine Michelle hatte sich in etwas verrannt und wollte auch nicht loslassen, zu oft schon musste sie »vernünftig« sein.

Am nächsten Morgen zog Michelle voller Hoffnung los. Sie kannte diese Situationen: Sie hielt etwas in der Hand, meist ein supergünstiges Schnäppchen, spürte schon diese Freude bei der Idee, es zu besitzen – und eine innere gestrenge Stimme sagte einfach: Nein! – klar, deutlich und unmissverständlich. Sie machte sich selbst das »Nein« erträglicher, indem sie sich selbst beschwichtigte und einredete, dass es ja dann doch wieder nur herumliegen würde. Und regelmäßig kam das Bedauern und damit der Wunsch, das sich selbst Verbotene doch noch zu ergattern.

Aber wie das ja immer so ist, im Leben, war das Gewünschte dann oft schon weg und Michelle hatte sich dann mit der Erklärung getröstet, dass es eben nicht hatte sein sollen oder sowieso nicht zu ihr gepasst hätte. Diesmal dachte sie bei sich: »Wenn es weg ist, kann ich mich ja immer noch mit einem Kaffee auf dem Marktplatz in der Sonne verwöhnen.« Sie nahm auch extra ihr Tagebuch mit, denn man wusste ja nie, was noch so alles passieren würde …

Mit suchendem Blick betrat sie den Buchladen. In den Kästen vor der Tür, in denen sie das Buch gefunden hatte, lag es nicht mehr. Sie wusste, das Buch hatte ein besonderes Format, sie hätte es sofort entdeckt. Sie sah die Regale durch, in denen Psychologie vertreten war – nichts! Frauenlektüre: auch nichts. Allgemeine Unterhaltung, Esoterik … es war nichts zu machen.

Tja, halt mal wieder eine verpasste Gelegenheit. Vielleicht sollte sie mal daraus lernen. Sie verließ den Buchladen und machte sich auf den Weg zum Marktplatz. Einige wenige Marktstände waren aufgebaut und sämtliche Cafés hatten ihre Stühle nach draußen gestellt. Sie suchte sich den sonnigsten Platz aus und konnte schon gleich ihre dicke Jacke ablegen. Der große Milchkaffee kam sofort, Michelle schloss die Augen und ließ die Geräuschkulisse auf sich wirken. Man hörte das laute Quietschen, das die Straßenbahn beim Bremsen macht und das Brummen der vorbeifahrenden Busse. Die Turmglocke schlug die Stunde und das Glockenspiel des Carillons streute ein Lied zwischen die einzelnen Töne. Es war alles so stimmig, ein warmes Glücksgefühl kam in ihr hoch, es war einer der so seltenen und wertvollen Momente absoluten Einsseins mit der Welt.

Um sie herum saßen Menschen, teils in Grüppchen, teils vereinzelt, wie sie selbst, und beteten die Sonne an. Diese und ähnliche Eindrücke notierte sie in ihrem Büchlein, da sie wusste, wie vergänglich solche Momente waren.

Michelle hatte ihre Antennen ausgefahren, nicht bewusst, doch sie bekam vieles von dem mit, was sich an den benachbarten Tischen abspielte. Eigentlich war sie ganz froh, dass sie alleine unterwegs war, denn es gab Zeiten, da mochte sie weder agieren noch reagieren. Das eine oder andere Mal jedoch hätte sie sich gern für kurze Zeit in einen recht fröhlichen Kreis in ihrer Nachbarschaft »hinein gebeamt«, weil da wirklich herzhaft gelacht wurde.

Aber auch dort herrschte nicht nur eitel Sonnenschein: In den zwei Stunden, die sie im Café verbrachte, kamen verschiedene Personen hinzu, und eine davon schaffte es, den ganzen Kreis durch ihr Erscheinen in eisiges Schweigen zu versetzen, indem sie einige der Anwesenden schlichtweg ignorierte, an ihnen vorbeiredete oder durch sie hindurchsah.

Als sie ging, wurde die Stimmung wieder fröhlicher. Wie schade für sie, ihr hätte es sicher gut getan, ihr Herz ein wenig anzuwärmen.

Michelle spürte echtes Bedauern für diesen Menschen.

Sie tauchte noch unauffällig in andere Situationen ein und zeichnete sich dadurch Bilder über das, was zwischen Menschen vorging: Liebe, Freundschaft, Sympathie und Ablehnung.

Das Leben konnte so schillernd bunt sein und am Ende war Michelle dankbar für den Anlass, der sie hergeführt hatte, auch wenn er zunächst wie eine Enttäuschung ausgesehen hatte.

Es ist interessant, wenn ich im Nachhinein lese, dass ich in dieser entspannten Situation das Quietschen der Straßenbahn, das Brummen der Busse, das Carillon und den Glockenschlag, ja, diese gesamte Geräuschkulisse als nicht belastend empfunden habe. Das wäre es gewesen, wenn ich mich in einer stress-beladenen Situation befunden hätte, doch in meiner gelösten Stimmung rundete jedes dieser Geräusche, die ich mit geschlossenen Augen vernahm, die gesamte Atmosphäre ab und jenes beglückende Gefühl des absoluten All-eins-Seins konnte inmitten vieler Menschen entstehen.

Auch in dieser Geschichte habe ich von meinen Antennen berichtet, die ich bereits mein gesamtes Leben, auf Dauerempfang gestellt, mit mir herumtrage. Als die Geschichte entstand, wusste ich noch nichts davon, dass sich HSPen so beschreiben und so fühlen, nämlich als Antennenträger.

Ich genoss es in dieser Situation sehr, mich in andere Gruppen hineinzuversetzen, die Betroffenen dieser meiner Lieblingsangewohnheit mögen mir meine Indiskretion verzeihen, aber sicher nimmt mir niemand übel, wenn ich mit meinen Begabungen spiele, solange ich niemandem damit schade. Es ist einfach ungemein fesselnd, menschliche Netzwerke, so möchte ich es einmal nennen, zu durchdringen und zu entschlüsseln. An diesem Tag auf dem Marktplatz konnte ich das auf herrlich genießerische Weise, ohne mich beeinträchtigen zu lassen. Doch allzu oft kommt es vor, dass ich einen Raum betrete, und mir regelrecht graue Stimmungswolken der Personen, die sich dort gerade aufhalten, entgegenwabern und mich regelrecht emotional einhüllen, sodass auch meine Stimmung fällt. Das geschieht, ohne dass ich mich diesen Menschen in irgendeiner Absicht nähere, es kann in der U-Bahn oder auf der Straße stattfinden und sehr belastend sein. Ich brauche dann all meine Kraft, um mich wieder zu regenerieren. Leider konnte ich noch kein Muster dafür finden, wann es mich beglückt, an anderen Menschen teilzuhaben, und wann es mich anstrengt. Vielleicht sind es die Situationen, in denen ich gut für mich sorge, mich nicht zu etwas nötige, das mein »innerer Spielverderber« für wichtig hält. Dann habe ich mehr innere Ruhe und kann auch Warnsignale aus meinem Antennenwald deuten und entsprechend reagieren. Dann muss die Empathie nicht zum Belastungsfaktor werden. Ich habe auch schon Hilfe durch die Homöopathie erfahren, wenn meine Reizbarkeit ins Unerträgliche steigt.

Einige Betroffene versuchen, bei dieser Form der Überreizung mit Hilfe von Psychopharmaka und Antidepressiva ins Lot zu kommen. Doch das ist in meinen Augen ein Unterdrücken von Symptomen, das die eigentliche Ursache, die möglicherweise genetisch bedingte oder durch traumatisierende Umstände geförderte Hochsensibilität, nicht heilt.

Ich bin nicht kompetent genug, von Psychopharmaka abzuraten oder sie zu befürworten, denn es gibt sicher Grenzfälle (beispielsweise psychische Störungen), bei denen derartige Medikamente unvermeidbar und nötig für das Wohlbefinden und die Gesundheit des Betroffenen sind!

Hochsensibilität ist ja auch in dem Sinne keine Krankheit, die geheilt werden müsste. Es handelt sich dabei, wie bereits beschrieben, um eine Unfähigkeit oder Schwäche, Reize auszufiltern, damit diese sich nicht unkontrolliert addieren und zur Überlastung führen. Dieser Filter lässt sich leider nicht einfach nachträglich »einbauen« – auch nicht mithilfe von Medikamenten.

Sinnvoller ist es, zu versuchen, eine Art Balance zu entwickeln, und das geht am besten mit einer gewissen Achtsamkeit und Akzeptanz sich selbst gegenüber. Man muss lernen, die Zeichen seines Körpers zu erkennen und zu deuten. Man kann als HSP ein wirklich hochleistungsfähiges Mitglied der Gesellschaft sein, wenn man auf seine Eigenarten achtet, überflüssige Reize klein hält und versucht, die positiven Aspekte der Hochsensibilität auszuleben! Dann kann man auch in den Genuss der »anderen Seite dieser Medaille« kommen, nämlich die besonderen Fähigkeiten nutzen, die einer HSP zu eigen sind und die viele andere sich in harter Arbeit antrainieren müssen: die sagenhafte Begabung der Empathie, das großartige Gefühl, plötzlich alles zu verstehen, Zusammenhänge zu erfassen, die niemand für möglich gehalten hätte …

Die Schönheit des Alltags sehen, anders kann man die folgende Geschichte gar nicht überschreiben. Ich liebe Jugendstilhäuser, den Duft, die gesamte Atmosphäre. Vielleicht erinnert mich die Summe der Eindrücke an schöne Kindheitserlebnisse in einem solchen Haus. Und da sind wir wieder bei der Sinnlichkeit der Wahrnehmungen. Die HSP lebt mit Reizen aus dem Innen und dem Außen. Im Falle von Erinnerungen, die zum Beispiel durch Düfte geweckt werden, verknüpfen sich beide und werden zu einer einzigen Empfindung. Das ist eine Vermutung, die mir sehr logisch erscheint.

Wenn das wirklich so ist, dann ist es kein Wunder, dass Hochsensible besonders intensive Emotionen haben und ein so bewegtes Innenleben, das ihnen viel Spannung aber auch viel Erfüllung bringen kann.

Die Schönheit des Alltags

Sie arbeitete in einem Kleinstbetrieb, das heißt, sie waren zu zweit unterwegs. Er unterhielt einen Reinigungsservice, und da sie, seine Lebensgefährtin, keinen anderen Job hatte, stieg sie bei ihm ein und putzte mit ihm Treppenhäuser. Das war gar keine so schlechte Arbeit. Mit der Zeit entwickelte sie die Fähigkeit, die Treppen in einer Art von Meditation von oben nach unten herunterzuwischen. Den Wischer auf der Stufe durchziehen, einatmen, Schritt rückwärts auf die nächsttiefere Stufe, ausatmen …

(Hier praktizierte ich den Rat, »Do it as a meditation«, den mir mein Lehrer Michael Barnett persönlich gegeben hatte, als ich ihn fragte, wie ich mit Arbeit umgehen sollte, gegen die ich mich innerlich wehrte. Von da an war solche Arbeit kein Problem mehr für mich.)

Mit der Zeit lernte sie, die Häuser am Geruch zu unterscheiden. Es gab Gerüche, die wirkten kalt, klamm, abweisend. Andere wiederum, z.B. Holztreppenhäuser, dufteten warm und heimelig, vor allem wenn die Sonne hereinschien und Bohnerwachsreste und Öle aktivierte, die im Laufe der Jahrzehnte zur Pflege in das Holz hineingerieben worden waren.

In Jugendstilhäusern faszinierte Martina immer wieder der Kunststeinbelag, der im Eingangsbereich eingelassen war, und in den meisten Fällen ein kleines, farbiges Mosaik enthielt. Diese Häuser dufteten nach altem Gemäuer, Putz und dem Linoleum, das die Holztreppen meist bedeckte. Der Linoleumgeruch rief in ihr Erinnerungen aus ihrer Schulzeit wach, damals hatte sie Linolschnitte angefertigt, sie spürte heute noch, wie sich die scharfe Feder in das weiche Material grub.

Besonders im Hochsommer, wenn es draußen richtig heiß wurde, ging sie gerne in die Keller, die sie mit wohltuender Kühle umhüllten. Auch dort gab es typische Gerüche: kalt, feucht oder modrig. In manchen Ecken konnte man den Schimmel riechen, aber es duftete auch nach eingelagerten Äpfeln und Kartoffeln.

In der kalten Jahreszeit war es gewöhnungsbedürftig, mit Wasser zu arbeiten. Sie hatten zwar warmes Wasser in Kanistern im Auto dabei und trugen auch gute Gummihandschuhe, aber Nässe und Kälte zusammen war eben unangenehm. Trotzdem war die Arbeit zu bewältigen – und dank ihrer meditativen Putztechnik hatte Martina ständig Inspirationen, Gedanken zu persönlichem Wachstum.

Die beiden hatten ein gemeinsames großes Hobby: Psychologie und ihr Verhältnis zur Astrologie.

Wenn sie von Treppenhaus zu Treppenhaus fuhren, stellte sie ihm Fragen zur Astrologie, denn da war er Profi. Sie begannen, Planeten-Konstellationen und Lebensgeschichten von Menschen, die sie kannten, zu verknüpfen, und so waren sie meistens in die anregendsten Theorien verwickelt.

Er machte meist die Kellerräume sauber und kehrte den Hof, und sie wischte inzwischen von oben nach unten ihre Stockwerke herab, immer in Meditation: Einatmen, wisch, ein Schritt rückwärts, ausatmen … einatmen, wisch …

Und dabei kamen ihr die unglaublichsten Gedanken in den Kopf, und er sah schon an ihrem Blick, dass sie wieder neue Ideen hatte, die sie in die Fahrt zum nächsten Treppenhaus einbrachte. So verging die Arbeitszeit im Nu und so waren auch die kalten Tage zu überstehen.

Die warmen Tage waren natürlich angenehmer. Man musste nicht schnurstracks vom Auto zum Haus flitzen, sondern konnte sich etwas Zeit nehmen, ein Schwätzchen mit der Hausmeisterin oder einem Bewohner im Hof halten, oder ein bisschen mit der Katze spielen. Sie genehmigten sich dann ihren mitgebrachten Imbiss auf der Hoftreppe sitzend, in die Sonne blinzelnd und tauschten ihre Treppenhauserkenntnisse aus. Eines Tages, es war Freitagnachmittag und das letzte Treppenhaus für diese Woche stand an, parkten sie wie immer auf dem Hof. Er füllte gewohnheitsmäßig die Eimer und sie sah sich auf dem Hof um.

Sie war schon öfters hier gewesen, aber zum ersten Mal hatte sie sich die Zeit genommen, das Anwesen zu betrachten. Alles wirkte sehr verwunschen – ein eher nüchterner Charakter hätte es wohl heruntergekommen genannt. Die Fenster im Parterre waren mit Gardinen verhängt, wie sie ältere Damen gerne verwenden, Rüschengardinen, offensichtlich schon lange nicht mehr gewaschen, Topfpflanzen standen da, gut gepflegt, und kleine Nippesfigürchen, verstaubt und von der Sonne ausgeblichen, sicher irgendwann vor längerer Zeit von liebenden Enkeln geschenkt und von ebenso liebenden Großmutterhänden stolz aufgestellt.

Im nächsten Fenster, das geöffnet war, lag eine feiste schwarzweiße Katze und drückte ihren Kopf schnurrend, erfreut über Zuwendung, gegen das Fliegengitter. Es lag Sperrmüll herum und ein Auto ohne Nummernschild stand da, aber der über das verwilderte Gelände rankende Knöterich und die wuchernden Brennnesseln gaben dem Ganzen eine wildromantische Atmosphäre. Mitten in der Großstadt! Martina machte kehrt, um das letzte Treppenhaus in Angriff zu nehmen. Da fiel ihr Blick auf den Boden, in eine Ecke des Hofes, wo der Wind Schmutz und Laub zusammen geweht hatte.

Da saß eine Taube, was gar nicht so ungewöhnlich war in einer Großstadt. Aber sie sah sehr matt aus. Martina ging langsam und behutsam auf das Tier zu und betrachtete es näher. Es sah aus wie *eine der gewöhnlichen grauen Großstadttauben, aber andererseits unterschied es sich in einem Detail von diesen: Es trug einen Ring! »Du gehörst also jemandem und dieser Jemand wartet sicher auf dich«, sagte Martina leise zu der Taube. Die rührte sich kaum. Martina nahm sie in die Hand. Die Kleine wirkte sehr gleichgültig. Sie sah aber nicht krank aus, die Federn waren nicht verklebt. »Sicher hast du Hunger«, murmelte sie und holte ein paar Brotkrümel aus ihrer Proviantbox.*

Doch nicht einmal diese regten die Taube an, sich zu bewegen. Die Sonne brannte auf die beiden herab und Martina wurde es ziemlich warm. »Ach so, du bist sicher durstig«, brach es aus ihr heraus. Sie holte die Wasserflasche aus dem Auto. Nirgendwo war etwas Schüssel- oder Tellerähnliches zu sehen.

Da war Martinas Kreativität gefragt. Das Tier konnte doch nicht aus der Flasche trinken – aber natürlich! Aus dem Deckel würde es gehen.

Also füllte Martina die Drehkappe mit Wasser und stellte sie vor das Tier. Das wusste gar nichts damit anzufangen. Martina hatte einmal gesehen, dass man jungen Hühnern das Fressen beibringt, indem man mit dem Zeigefinger auf den Boden klopft, das imitiert das Picken der Eltern. Das tat sie nun und tupfte zur Sicherheit den nassen Finger an den Schnabel der Taube. Jetzt hatte sie es verstanden! Die Taube senkte den Kopf und trank mit einem Zug das Käppchen aus.

»Wow, das zischt!« hätte unsereiner wohl gesagt …

Sie bekam noch eine Runde spendiert und plötzlich begannen die Äuglein zu strahlen – und Martinas gleich mit! Das Täubchen begann, sich zu putzen und nun waren auch die Brotkrümel interessant. Martina hatte bemerkt, dass die ganze Zeit ein fetter schwarzer Kater mit gierigem Blick im Hof herumschlich. Der fand sicher nicht die Krümel so begehrenswert. Das hieß, das Vögelchen musste sich jetzt so bald wie möglich auf den Weg machen.

Martina leistete ihm noch ein Weilchen Gesellschaft, bot noch mal Wasser an und nahm die Taube dann in die Hände, um sich zu verabschieden. Das Tier sah sie aus klaren großen Augen an, ohne Furcht, Martina warf sie in die Luft, die Taube stieg auf, drehte eine Orientierungsrunde und flog mit flappenden Schwingenschlägen davon. Ihr Partner hatte die beiden eine Weile beobachtet, war dann still mit dem Putzeimer verschwunden, hatte Martinas Arbeit erledigt und kam gerade dazu, als die Taube wegflog.

Martinas strahlende Augen sagten ihm alles, da bedurfte es keiner Worte mehr.

Das Schönste an dieser Arbeit waren wirklich die heimeligen Gefühle, die ich in diesen Häusern und Hinterhöfen entwickeln konnte, weil sich mein inneres Kind dort einfach wohlfühlte. So konnte ich auch mit den Härten dieser Arbeit gut zurechtkommen.

Und das Beste war, dass ich die Arbeit dank meiner »Do it as a meditation«-Methode genießen konnte. Diese Einstellung wurde für mich zum Reizblocker nach außen, sodass sich mein Inneres in Ruhe entfalten konnte. Ich hatte nun beides: Ich war voller Achtsamkeit und durfte mich trotzdem in dem, was ich tat, verlieren! Das Resultat dieses Prozesses zeigte sich in immer neuen Erkenntnissen und Erlebnissen, die auch meinem persönlichen Wachstum sehr zuträglich waren.

Die Achtsamkeit zeigte sich darin, dass ich sah, was andere nicht beachteten: Ein staubiger überwucherter Hinterhof bekam einen Dornröschencharme für mich, in den verstaubten Fenstern stehender Tand hatte die Ausstrahlung liebevoll gegebener und ebenso empfangener Geschenke, die Taube wurde zum erschöpften Reisenden, der auf dem Weg nach Hause vom Weg abgekommen war und ich war diejenige, die ihn wieder auf den Weg gebracht und dabei vor großen Gefahren beschützt hatte.

Es ist einfach faszinierend für mich, zu sehen, dass all meine Geschichten, die ich aufgeschrieben habe, weil sie mich immer weiter auf meinem Lebensweg geführt haben und weil jede einzelne eine Botschaft für mich bereithielt, dass sie alle zu der Thematik der HSPen passen. Ich bin froh, dass ich sie alle weitergeben darf, um Menschen, die in ähnlichen Situationen sind – oder sich zumindest ein Stück weit in einer der Geschichten sehen können – Mut zu machen.

Auch in der folgenden Geschichte taucht er wieder auf, der Satz: Ihr Nervensystem war völlig überreizt. Es ist sicher nicht jedermanns Sache, eine Krankengeschichte zu lesen, und es ist auch nicht meine Absicht, damit Mitleid zu erregen. Ich möchte zeigen, dass der Weg das Ziel ist, all die kleinen und großen Schritte in einem solchen Prozess, die manchmal auch Seitwärts- und Rückwärtsschritte sind, und die manchmal sogar etwas Beglückendes haben in ihrer Einzigartigkeit, die nie bei zwei Menschen gleich ausfallen würden. Ich weiß nicht wirklich, was damals mit mir los war, ich könnte viel spekulieren aber die offensichtliche Ursache war meine extreme Daueranspannung, die ich mir selbst verschafft hatte. Woran ich am Ende nun tatsächlich erkrankt war, ist heute nicht mehr so wichtig, ich habe es nie erfahren, und wer heilt, hat recht. Dann hatte ich eben recht! Doch lesen Sie selbst.

Die Reise zum Ich
oder
Du trägst die Heilung in dir!

Es begann mit einem Gluckern im linken Ohr, so, als wäre beim Schwimmen Wasser hineingeraten und nicht wieder herausgeflossen. Das war kein angenehmes Gefühl. Wenn Emmi sich die Nase schnäuzte, weil sie Heuschnupfen hatte und ihre Nase ständig lief, waren da dieses feuchte Gefühl und das Gluckern im Ohr. Sie hatte in der letzten Zeit wahnsinnig viel Stress, das hieß, sie machte sich den Stress. Sie sorgte sich ständig um Umstände, um ihre Lieben, sie wollte alles unter Kontrolle halten, alles steuern und verlor dabei so viel Kraft, dass sie nicht einmal ihr eigenes kleines Leben geregelt bekam.

Sie war arbeitslos, lebte in einer schwierigen Zweckgemeinschaft, in der sie an sich selbst höhere Ansprüche auf Fürsorge für den Partner stellte, als tatsächlich von ihr erwartet wurde. Sie bekam dafür freie Kost und Logis, aber zermürbte sich in Sorgen und Existenzängsten für sich und vor allem für andere.

Sie konnte nächtelang nicht schlafen, das raubte ihr fast den Verstand. Immer mal wieder war ihr komisch zumute, schwummerig, schwindelig. Sie beschwichtigte sich mit dem Gedanken, dass das wohl nur der Blutdruck war.

Sie ging zum Arzt, erzählte von ihrem Schwindel, ihrem Ohrproblem und ihren Ängsten. Aus den Blutwerten konnte man nur eine Neigung zu Allergien herauslesen. Das hatte sie allerdings schon selbst gewusst, denn seit vierzig Jahren plagte sie sich damit herum, aber in dem Fall waren die Allergien ja nicht das Problem. Er gab ihr handfeste Ratschläge, viel zu trinken, jeden Tag mindestens eine Stunde stramm zu laufen. Das hörte sich vernünftig an, aber wie sollte sie das tun, wenn sie sich so unwohl fühlte?

Ihre Sorgen und Ängste nahmen zu und schnürten sie ein. Jetzt wurde ihr schon beim Autofahren schwindelig. So konnte es nicht weitergehen. Sie vertraute auf Naturheilmethoden, also ging sie zu einer Homöopathin. Die befragte sie lange und gab ihr ein paar Globuli. Als sie diese zum ersten Mal genommen hatte, musste Emmi sich auf den nächstbesten Stuhl setzen, denn was da mit ihr vorging, war kaum zu beschreiben. Sie fühlte sich, als würde sie einen halben Meter hochgehoben, hörte ein Rauschen und Dröhnen im Kopf und war kaum in der Lage, irgendetwas zu machen.

Nach einigen Minuten beschloss sie, in diesem Zustand noch nicht Auto zu fahren – denn ihr war jetzt wirklich schlecht –, sondern den Berg hinaufzustapfen und den Kreislauf dabei »auf Trab« zu bringen. Sie fühlte sich sehr schwach und wider besseren Wissens stieg sie doch ins Auto, um heimzufahren. Sie wollte nur noch nach Hause, sich hinlegen. Aber nun ging es erst richtig los! Das Ganze wurde von Tag zu Tag schlimmer, es war, als würde der Schwindel jetzt erst richtig ausgelöst, sie konnte ihn nicht mal mehr nachts loswerden, sie fühlte ihn selbst mit geschlossenen Augen.

Die Homöopathin ging nicht auf ihre Hilferufe ein, es kam nur der lapidare Kommentar: Von dem Mittel kann das nicht kommen.

Mit dieser Antwort konnte Emmi nichts anfangen, denn so schlecht ging es ihr erst seit der Einnahme der Globuli. Ihr Arzt gab ihr ein starkes Mittel gegen den Schwindel, aber Emmi nahm es nicht ein. Sie wollte die wahre Ursache finden und besiegen!

Sie machte das gesamte Ärztekarussell durch, Internist, Augenarzt, HNO, kam dann auch zum Neurologen.

Es war einfach nichts Organisches zu finden. Als ihr der Neurologe bestätigte, dass sie organisch völlig gesund sei, war sie glücklich, denn nun wusste sie, dass es Heilung geben könne. Er war ein guter Menschenkenner, denn er riet ihr, sich weniger Stress zu machen – leicht gesagt, aber der wertvollste Teil des Ratschlages war, so oft wie möglich hinaus in die Natur zu gehen.

Es regnete an diesem Tag in Strömen, aber sie ging mit ihrem Regenschirm in die Wiesen und stieg trotz ihres Schwindels auf einen Jägersitz. Sie fühlte sich großartig da oben, obwohl sie noch gar nicht wusste, wie sie da jemals wieder runterkommen sollte. Aber sie hatte dieser Einschränkung ein Schnippchen geschlagen. So saß sie da oben und war das erste Mal seit langem wieder glücklich.

Die Heimfahrt war wieder eine Tortur. Natürlich konnte sie nicht einfach loslassen, immer wieder machte sie sich um nahestehende Menschen Sorgen, umso mehr, als sie keine Möglichkeit hatte, diesen wirklich zu helfen, weil die es nicht zuließen.

An manchen Tagen konnte sie nur auf allen Vieren kriechend die Treppen nach oben oder unten kommen. So schlimm schwindelte es sie. Ihr Nervensystem war völlig überreizt.

Eines Tages hörte sie die täglichen Alltagsgeräusche um ein Vielfaches verstärkt. Sie war nahe daran, einen Krankenwagen zu rufen. Aber der hätte ja auch wieder Geräusche gemacht, und wenn sie sich die Ohren zustopfte, hörte sie die Geräusche, die ihr Körper erzeugte: ihr lautes Atmen, den Herzschlag, das Knacken ihrer Sehnen und Gelenke, das Blut in seinen Bahnen.

Es war der reine Horrortrip. Sie mailte einen ihr sehr wertvollen väterlichen Freund in ihrer Verzweiflung an, und der riet ihr, ruhig zu bleiben, das Ganze nicht überzubewerten und darauf zu vertrauen, dass es vorübergehen würde. Die Ruhe, die von diesem Rat ausging, kam bei Emmi an.

Sie vertraute. Und am nächsten Tag ging es ihr wirklich besser. Und am übernächsten Tag war der Spuk vorbei – zumindest, was die überlauten Geräusche anging.

Etwas, das Emmi erst mal toll fand, war, dass sie abnahm, denn weil ihr sehr oft schlecht war, aß sie nicht mehr so viel. Plötzlich passte ihr wieder die alte Lederschnürjeans, die früher so sexy ausgesehen hatte. Aber langsam geriet sie in Panik, denn jeden Tag, an dem sie sich wog, zeigte die Waage 200 Gramm weniger!

Sie machte sich jetzt ein Trainingsprogramm. Sie wollte möglichst jeden Tag ein gewisses Quantum laufen, trotz des Schwindels. Sie nahm immer noch keine Medikamente, bemühte sich aber, viel zu trinken.

Der erste Tag war kaum zu überstehen, denn sie wohnte am Hang und musste erst einmal ungefähr 60 Stufen nach unten bewältigen. Sie klammerte sich am Geländer fest und als sie unten ankam, war sie schweißgebadet und völlig am Ende. Wie sollte sie da bloß wieder hochkommen? Verzweifelt saß sie auf der untersten Stufe, den Kopf in die Hände gestützt. Sie musste wieder nach oben, egal wie. Sie hatte kein Zeitgefühl mehr dafür, wie lange es gedauert hatte, bis sie oben schweiß- und tränenüberströmt angekommen war. Sie wollte niemals mehr irgendeinen Schritt tun, wollte nur in ihr Bett fallen und am liebsten sterben.

Schließlich konnte sie nur noch geriebene Salatgurke mit Salz und Olivenöl essen, alles andere kam wieder raus. Aber sie hatte das Gefühl, diese Speise enthalte alles, was sie brauchte. Und sie hörte auf ihr Gefühl.

Beim nächsten Mal schleppte sie sich einige Meter die Straße entlang. Diesmal wollte sie es bis zur Bushaltestelle schaffen, hatte sie sich vorgenommen, zusätzlich zu der langen Treppe. Sie war wieder schweißüberströmt und von Schwindel und Übelkeit gepeinigt.

Sie konnte nicht jeden Tag hinausgehen, denn ihre Ängste hielten sie manchmal auch dann zu Hause fest, wenn es besser gewesen wäre, mit ihrem täglichen Training weiterzumachen.

Das Schlimme war, dass sie aufgrund des Schwindels nicht einmal mehr lesen konnte ... Manchmal lag sie einfach nur noch stundenlang weinend im Bett ...

Doch sie merkte, dass das körperliche Training, möglichst jeden Tag ein Stückchen weiter zu laufen, nach und nach begann, ihre Kräfte wiederzuerwecken. Aber sie spürte auch, dass erneute Sorgen sie wieder hineinrissen in den Schwindel. Da wurde ihr klar, dass sie auch auf der seelischen Ebene etwas für sich tun musste. Ihr fiel der Schamanismus ein, denn sie hatte schon einmal ein Wochenendseminar besucht, das ihr damals sehr gutgetan hatte.

Auch diesmal machten sie Traumreisen: Emmi war mit ihrem Krafttier, einem wunderschönen Python, unterwegs. Auf einmal ragte aus dem Gebüsch eine riesige Vogelklaue heraus und schnappte sich ihren Python. Sie klammerte sich an ihn und bat den Kondor, denn ein solcher war es, ihn doch freizugeben. Dieser krallte sich auch noch Emmi und flog mit den beiden zu seinem Horst, endlos weit hinauf auf einen Berggipfel, in dem sein fast ausgewachsenes Junges saß, und verfütterte sie beide.

Dazu muss gesagt sein, dass in solchen schamanischen Prozessen eine Verschmelzung mit den jeweiligen Charakteren stattfindet (in diesem Fall verschmolz Emmi mit ihrem Krafttier, der Schlange und dem jungen Kondor) wobei die jeweiligen Eigenschaften auf den Traum-Reisenden übertragen werden. Jetzt war Emmi eins mit ihrem Python und dem Kondor. Sie sah sich selbst über den Nestrand gucken und fühlte sich sterbenselend. Sie hatte jetzt zwar den gro-

ßen Überblick, den sie sich immer gewünscht hatte, aber die Angst zu fallen oder sich fallen zu lassen, brachte sie fast um den Verstand.

Aber was blieb ihr übrig – der Kondoranteil in ihr wollte fliegen. Er kroch über den Nestrand und plötzlich taumelte er ungeschickt durch die Luft. Nach und nach wurde der Flug weniger schwindelerregend und plötzlich konnte Emmi loslassen und flog jauchzend durch die Lüfte …

Nach diesem Wochenende ging es ihr wesentlich besser.

Sie hatte den richtigen Schlüssel gefunden, der Schamanismus hatte ihr einmal mehr geholfen. Er hatte ihr auch gezeigt, dass ihre Ängste mit ein Grund für den Schwindel waren, und dass es darauf ankam, loszulassen. Auch wenn es erst einmal schwerfiel, es war ihre einzige Chance.

Die Schwindelattacken wurden erträglicher, und Emmi blieb eisern bei ihrem Gehtraining. Sie schaffte es mittlerweile bis zum Waldrand, den man in fünfzehn bis zwanzig Gehminuten erreichen konnte, wenn man gesund war. Sie brauchte etwa eine Stunde dafür. Und das war schon gut! Als kleine Belohnung traf sie dort eines Tages eine kleine Katzenfamilie, eine verwilderte kleine Katzenmama, heruntergekommen, mit drei halbwüchsigen scheuen Jungen, die sich genauso wenig anfassen ließen wie die Mutter selbst. Am nächsten Tag hatte Emmi eine Handvoll Trockenfutter in der Jackentasche dabei und freute sich an den hungrigen Tierchen, die sich freudig über das Futter hermachten. Jetzt hatte sie jeden Tag eine Motivation und ein Ziel, um sich auf den Weg zu machen. Denn wenn sie sich nicht aufmachte, bekamen die Katzen keine Nahrung. Die Tierchen wurden langsam zutraulich und bei Emmi zeigten sich allmählich die Früchte ihrer Hartnäckigkeit.

Sie bekam nun wieder Appetit, wurde kräftiger, der Kreislauf wurde stabiler und die Schwindelattacken seltener und weniger heftig. Emmi begann auf ihren Märschen sogar, über am Wegrand liegende dicke Baumstämme zu balancieren! Das war ihr früher mühelos gelungen, jetzt strauchelte sie. Manchmal saß sie weinend und völlig verzweifelt am Boden, wenn sie mal wieder gestolpert oder getaumelt war. Würde sie je wieder, wie früher, durch die Natur streifen und klettern können? Sie durfte nicht ungerecht sein, es ging ihr schon so viel besser als zuvor, und doch: Würde etwas zurückbleiben?

Sie merkte, dass sie auf diese Weise in kleinen Schritten vorankam, was ihre Kraft anging, aber sie wusste auch, dass es noch etwas geben musste, das ihr helfen konnte, ihr Gleichgewicht vollends wiederzufinden. Sie hatte sich einen Spazierweg ausgesucht, der sie an einem Reiterhof vorbeiführte. Da sie immer noch Probleme mit dem Schwindel hatte, war sie der Meinung, sich die Idee mit eventuellen Reitstunden von vornherein aus dem Kopf schlagen zu können. Aber sie hatte keine Wahl! Sie orderte Reitstunden, ganz einfache Anfängerstunden. Sie dachte einfach nicht daran, dass ihr schwindelig werden könnte, denn sie war im positiven Sinn einfach zu aufgeregt.

Nach der ersten Stunde tat ihr der Po weh und am nächsten Tag hatte sie Muskelkater, aber obwohl sie während der nächsten Stunden ziemlich durchgerüttelt wurde, hatte sie nicht ein EINZIGES Mal eine Schwindelattacke. Sie war beschäftigt, sich auf den Schritt des Pferdes einzustellen und sich im richtigen Rhythmus aus dem Sattel zu heben, und dem Tier dabei noch die richtigen Hilfestellungen zu geben. Es war wie eine schamanische Verschmelzung: Sie und das Pferd waren eins. Und nach und nach wurde sie wieder ganz die Alte.

Aber nein, eigentlich war sie nicht WIRKLICH wie früher, denn sie hatte es geschafft, ihren inneren Heiler zu aktivieren und ein großes

Stück weit eine Reise zu sich selbst und in all ihre Tiefen unternommen. Nach solch einer Reise kommt man verändert zurück!

Alles in allem hatte sie, von den ersten Schwindelanfällen an bis zu diesem Zeitpunkt, eineinhalb Jahre lang gekämpft. Nicht GEGEN etwas angekämpft – sondern FÜR ein lebenswertes Leben. Sie war stolz, den ganzen langen Weg gegangen zu sein, ohne ein einziges Medikament eingenommen zu haben. Denn das hätte für sie bedeutet, aufzugeben.

Jetzt wird man mich vielleicht fragen, was das Ganze damit zu tun hat, eine HSP zu sein! Ich kann nur antworten: Alles!

HSPen sind meist idealistisch und perfektionistisch. Sie wollen, dass alles, was sie anpacken, ihren Idealen entspricht. Sie haben daher auch immer Angst, etwas falsch zu machen oder falsch gemacht zu haben. Daher wollen sie alles unter Kontrolle behalten, denn sonst könnte ja etwas Schlimmes passieren – das ist dann die aktive Seite der Co-Abhängigkeit. In der Geschichte »Zauberstab« hören wir von der passiven Seite. Die Betroffenen – in dem Falle ich – glauben, alles unter Kontrolle haben zu müssen, sie glauben, ohne sie geht alles den Bach runter, läuft alles schief und passieren denen, um die sie sich sorgen, die schlimmsten Sachen. Sie glauben, wenn sie nicht ständig parat stehen, um die Menschen, die sie lieben, vor falschen Entscheidungen zu schützen, würde alles in Katastrophen enden. Das klingt ziemlich zwanghaft, ist es sicher auch. Einer solchen selbst erzeugten Nervenanspannung folgt nach Monaten oder Jahren ganz natürlich der Nervenzusammenbruch. Und wenn man ohnehin schon hochsensibel ist, kann sich das umso nachhaltiger auswirken.

Wie dem auch sei, ich habe es mithilfe des Schamanismus, meines oft erschütterten, aber doch penetranten Selbstvertrauens und möglicherweise viel Glück geschafft. Irgendwie war ich fähig, loszulassen, meine Zwänge wegzuschicken, den Dingen, die meine Zwänge und Ängste verursacht hatten, ihren Lauf zu lassen. Ich habe stattdessen meine Selbstheilungskräfte aktiviert. Dabei haben mir meine schamanischen Spirits ebenso zur Seite gestanden, wie im realen Leben die Katzen und Pferde.

Nachdem ich das alles geschafft hatte, konnte mir nichts wirklich Bedrohliches mehr geschehen – dachte ich zumindest. Krisen hatte ich trotzdem immer wieder und werde sie, wie jeder Mensch, auch immer wieder mal erleben. Aber das ist eben nun einmal so.

Ich habe auf diesem ganzen langen Weg lernen müssen, mir selbst zu vertrauen, obwohl mich da immer wieder Stimmen von außen verunsichert hatten. Erst jetzt, da ich weiß, warum ich so bin, wie ich bin, fühle ich mich darin bestärkt, auf meine innere Stimme zu vertrauen.

Aufgrund all dieser Erfahrungen, die Sie, liebe Leser, hier in Form meiner Geschichten und der Kommentare miterleben können, bin ich jetzt in der glücklichen und sehr verantwortungsvollen Lage, Ihnen Ratschläge zu geben, falls Sie nach dem Lesen dieses Buches mehr oder weniger erleichtert erkennen können, dass auch Sie eine hochsensible Person sind.

Erleichtert, weil Sie, wie ich damals, endlich erkennen, dass Sie zwar anders als viele andere sind, aber nicht falsch, verrückt oder krank!

Eine Warnung möchte ich noch einmal ausdrücklich wiederholen. Ich habe in all den Krisen auf schulmedizinische Medikamente verzichtet. Das war meine persönliche Entscheidung! Ich möchte jedoch niemandem raten, auf empfohlene Arzneimittel zu verzichten, wenn diese erforderlich sind.

Woher aber kommt diese Empfindlichkeit, was steckt dahinter?

Auf meinem langen Weg, auf dem ich die unterschiedlichsten Erfahrungen sammeln konnte, ist mir immer wieder folgender Gedanke gekommen: Vielleicht sind HSPen Menschen, die von Geburt an besonders wachsam sind, weil sie die Erfahrung gemacht haben, dass schreckliche Dinge passieren, wenn sie nicht auf der Hut sind. Und darum sind sie fast ununterbrochen höchst aufmerksam und wollen alles unter Kontrolle behalten, um jederzeit eingreifen, die Katastrophe (um welche es sich auch handeln mag) abwenden zu können. Daraus resultiert eine gesteigerte Wahrnehmung, die sich mit der Zeit verselbstständigt. Irgendwann hat man dann mit seiner Wahrnehmung eine Art Dauervertrag geschlossen und sich selbst auf eine permanent gesteigerte Wachsamkeit programmiert.

Proportional dazu wächst natürlich auch die Anspannung.

Ist es also möglich, dass Hochsensibilität eine Folge von Zwang oder Kontrolle ist? Dass sie also aus dem Bedürfnis heraus entsteht, alles, aber auch *alles* aufzunehmen? Aus der oft ursprünglich begründeten Angst, etwas Bedrohliches könnte sich entwickeln und tief in das eigene Leben eingreifen? Das ist, als wäre man in einem Wald unterwegs, in dem Bären leben. Man würde seine Antennen ausfahren, die Ohren spitzen, die Blicke unruhig umherschweifen lassen, schnuppern .... regelrecht in die Gegend wittern, wie ein Tier bei Gefahr! Die gesamte Wahrnehmung wäre extrem hochgefahren, damit man bei Gefahr rechtzeitig reagieren könnte. Denn wenn der Bär schon zu nahe ist, gibt es kein Entkommen mehr ...

Bei den hochsensiblen Persönlichkeiten hat sich das Steuergerät – nennen wir es einmal so –, das die Wahrnehmungen reguliert, irgendwann auf Dauerwahrnehmung eingestellt und läuft auf Hochtouren, auch wenn längst keine akute Gefahr mehr besteht.

Alice Miller sagt in ihrem Buch »Das Drama des begabten Kindes«* ausdrücklich »Ja« zu dieser Idee. Je sensibler (»begabter«) ein Kind ist, desto leichter spürt es, was es tun muss, damit seine Umwelt stabil bleibt. Diese Kinder sorgen für ihre eigene Sicherheit, indem sie sich so verhalten, dass sie möglichst wenig auffallen, indem sie versuchen, die vermeintlichen oder echten Lasten der Erwachsenen zu tragen und alles zu tun, damit diese in die Lage versetzt werden, sich – zumindest ansatzweise – fürsorglich zu verhalten. Auch in Familien, in denen es genug Fürsorge und Liebe gibt, wachen diese Kinder über das Familiensystem, sie gleichen aus, passen sich an, fügen überall das hinzu, was fehlen könnte, um den Zusammenhalt zu »kitten«.

Vor allem Kinder von überforderten Eltern bekommen sicher mit der Zeit mit, wann sie Mama und Papa fordern können – und wann besser nicht. Das sind die auffällig »braven« Kinder, die sich stundenlang mit sich selbst beschäftigen können. Sie riechen es förmlich, wenn Mama gestresst ist, hören es an der Stimme und spüren natürlich die Unruhe.

So wird schon ganz früh die Wahrnehmung trainiert und verfeinert. Bei Hochsensibilität ist sie dann irgendwann übertrainiert.

Unter ungünstigen Lebensumständen, wie beispielsweise bei längeren Krankenhausaufenthalten, Heimunterbringung oder wenn ein Elternteil seinen erzieherischen Aufgaben nicht gewachsen ist, kann das Kind gar nicht anders reagieren, als wachsam zu werden, sämtliche »Antennen« nach Außen zu richten und seine Umgebung permanent im Auge zu behalten. Woher soll das innere Kind, das noch immer auf der Hut ist, wissen, dass die Umgebung jetzt mittlerweile sicher ist, wenn wir es ihm nicht sagen?

* Siehe Literatur-Empfehlungen im Anhang.

Einen Schritt in diese Richtung bieten verschiedene Meditationsformen. Ich habe speziell dafür einen Text geschrieben, den ich »Herunterregulierungsmeditation« nenne und anhand dessen man sehen und vielleicht umsetzen kann, dass diese übersteigerte Aufmerksamkeit nicht mehr nötig ist und sie nach und nach herunterfahren.

»Nachrüstung« (Filter oder Regulator)

• Suche dir einen Platz, wo du absolute Ruhe hast.
• Stelle, wenn möglich, Klingel und Telefon ab und schließe die Tür hinter dir.
• Lege dich auf den Rücken und atme tief durch.
• Fühle dich schwer, geborgen und warm.
• Schließe die Augen, nimm die Geräusche um dich herum wahr und lasse sie in dich hinein.
• Nimm die Geräusche einmal ganz bewusst wahr.
• Ordne ihnen die Gegenstände und die Lebewesen zu, die sie erzeugen.
• Stell dir vor, was diese Geräuscherzeuger gerade tun, wie sie aussehen, wo sie hinwollen.
• Gehe hinein in die Situation und schau nach, stelle dir den Hund vor, der ständig bellt, die Bauarbeiter, die die Straße aufreißen, den Nachbarn, der die Bässe aufdreht, um seine Lieblingsmusik körperlich zu spüren …
Sieh sie dir an – und lasse sie dann los!
• Werde dir bewusst, dass sie für dich uninteressant sind,
dass sie nichts mit dir zu tun haben
und daher keine Gefühlsreaktion bei dir erzeugen,

dass sie in deiner Wahrnehmung nichts verloren haben.
Streiche sie aus deiner Wahrnehmung heraus.
Sie sind für dich bedeutungslos.
Schicke sie einfach weg.

- *Lass ihre Geräusche immer kleiner werden.*
- *Vielleicht hilft es dir, wenn du dir einen Regler vorstellst,*

wie einen Lautstärkeregler am Radio.
Drehe ihn immer leiser
und leiser
bis du Ruhe hast in dir und nur noch wahrnimmst,
was du wahrnehmen willst.

- *Lass dir nun eine Weile Zeit, dir wirklich bewusst zu werden, dass diese Geräusche dich nicht mehr zu stören brauchen,*
weil du sie einfach wegdrehen kannst.
- *Atme tief durch, fühle dich rundherum wohl, ruhig, entspannt, ausgeglichen und zufrieden,*
recke und strecke dich, öffne die Augen und komme langsam wieder zu dir.

Besonders wichtig ist im Zusammenhang mit solch einer Visualisierung vor allem, die innere Spannung, die Wut auf den Störenfried abzubauen, indem man sich klarmacht, was hinter diesem Geräusch steckt und dass dies im Grunde nichts mit einem selbst zu tun hat oder gar nur entsteht, um einen persönlich zu belasten!

Wenn man sich zu stark damit beschäftigt oder sich gar persönlich angegriffen fühlt, empfindet man den Störfaktor *natürlich* als quälend und fühlt sich als Opfer.

Die – für HSP typische – stark ausgebildete Vernetzung der Neuronen erzeugt bei Reizung regelrechte Blitzlichtgewitter im Nervensystem. Durch allzu starkes Grübeln oder Nachdenken scheint sich diese »Vernetzung« sogar noch zu verstärken.

Um dem entgegenzuwirken, habe ich für mich ein paar kleine Tricks entwickelt:

Wenn ich von der Gedankenflut regelrecht überrollt werde, lausche ich meinem Atem. Je mehr ich mich auf ihn konzentriere, umso tiefer und ruhiger wird er – und somit werde auch ich ruhiger …

Wenn ich nachts ruhelos wach liege und nicht loslassen kann, lasse ich mir irgendeine beliebige Zahl einfallen und zähle rückwärts bis Null. Dies wiederhole ich so lange, bis ich Ruhe finde. Bei mir funktioniert das so gut, dass ich mich am Ende schon oft verblüfft gefragt habe: »Was war noch einmal der Anlass für mein Problem?

Wenn ich durch vertraute Straßen gehe und mich bedrückende Erinnerungen aus längst vergangenen Zeiten einholen, ja, wie mit Krakenarmen regelrecht nach mir zu greifen scheinen, bilde ich mit Zeige- und Mittelfinger eine »Schere« und schneide diese »Arme« einfach ab. Dass diese Methode zu wirken scheint, zeigt mir das Erleichterungsgefühl, das sich gleich danach einstellt!

Könnte Hochsensibilität vielleicht auch angeboren sein?

Elaine Aron, Wissenschaftlerin und Pionierin in Sachen Hochsensibilität, erwähnt, dass zwischen hochsensiblen und den weniger betroffenen Kindern auch klare physische Unterschiede bestehen. Empfindsame Säuglinge zum Beispiel hatten deutlich mehr Allergien, Schlafstörungen, Koliken und Verstopfungen als die anderen. Sie zeigten höhere Herzfrequenzen, unter Stress weiteten sich ihre Pupillen früher und ihre Stimmbänder spannten sich eher, als die der anderen Kinder.

Ihre Körperflüssigkeiten zeigten Anzeichen für hohe Konzentrationen von Noradrenalin... Auch das Hormon Cortisol, das unter dauerhafter Erregung freigesetzt wird, ist bei den hochempfindlichen Säuglingen weit stärker vorhanden als bei den nicht-hochempfindlichen.

So mutmaße ich, dass – wenn diese von Geburt an hochempfindlichen Säuglinge in eine Problemsituation hineingeboren werden – sie eher zu jenen von Alice Miller geschilderten sich einfügenden und jeden Konflikt vermeidenden Menschen werden, also jenen uns mittlerweile so bekannten Antennenträgern.

Stress und Hormone

HSPen sind schneller gestresst als andere Menschen. Jeder Mensch schüttet bei Stress das Hormon Adrenalin (macht den Körper bereit zur Flucht) und den Neurotransmitter Noradrenalin, das die Motivation, die Aufmerksamkeit und die geistige Leistungsbereitschaft steigert, aus.

* Siehe Literatur-Empfehlungen im Anhang.

Normalerweise sind diese beiden Stoffe schnell wieder abgebaut. Bei Hochsensiblen werden diese Stoffe schneller und häufiger ausgeschüttet, was wiederum die Produktion von Cortisol auslöst. Auch Cortisol hat seinen Sinn und Zweck. Gerät man in eine länger andauernde Ausnahmesituation mit Dauerstress, beispielsweise dadurch, dass die Kinder krank sind oder man den Tod eines nahen Verwandten zu beklagen hat, dann sorgt das Cortisol dafür, dass man während dieser Dauerbelastung durchhält und nicht erkrankt. Ist die Situation bewältigt und es kehrt wieder Ruhe ein, dann geht die Cortisol-Produktion zurück.

Da Hochsensible aber leicht erschrecken, früher überfordert sind und schneller als andere Menschen unter Stress geraten, sind bei ihnen auch eher die Bedingungen für die Cortisol-Produktion erreicht. Ist dann jener Zustand der Dauer-Cortisol-Überflutung erreicht, kann es Tage dauern, bis dieser wieder abklingt. Sobald eine neue Belastung auftaucht, steigt der Cortisol-Pegel sofort wieder an. So entwickelt sich im Körper mit der Zeit eine permanente Überdosis, um nicht zu sagen Vergiftung des Körpers mit Cortisol. Es können sich sogar die gleichen Symptome entwickeln wie beim häufigen Cortison-Konsum (in Form von Medikamenten), nämlich Vollmondgesicht, Stiernacken, Osteoporose, Gelenkbeschwerden und viele mehr.

Das klingt nun alles ziemlich beängstigend, aber es gibt Mittel und Wege, dagegen vorzugehen:

Cortisol kann besonders gut im Schlaf abgebaut werden. Dies sollte jedoch möglichst Tiefschlaf sein – ein paar Minuten Mittagsschlaf reichen leider nicht aus. Der Schlaf *vor* Mitternacht ist am tiefsten und damit am effektivsten; schon ab drei Uhr morgens werden nicht mehr die so nötigen Tiefschlafphasen erreicht!

Möchte man tagsüber zwischendurch Cortisol abbauen, ist Meditation besonders gut geeignet. Geübte Praktiker erreichen sehr schnell den nötigen Ruhezustand. In der Meditation werden auch die Gehirnwellen beeinflußt und stark verlangsamt. Sie sollten dabei mindestens den Theta-Bereich (4–10Hz) erreichen, besser noch Delta(0–4Hz), der schon dem Tiefschlaf entspricht.

Manche Therapeuten schlagen vor, diesen Zustand besonders schnell durch Meditation mit binauralen Frequenzen zu erreichen. Diese werden grundsätzlich mit Kopfhörern gehört. Dabei wird zum Beispiel auf den rechten Lautsprecher eine Frequenz von 100Hz eingespielt und links 105Hz. So entsteht eine Differenz, die sich das Gehirn als eigene Frequenz von 5Hz errechnet und in sein eigenes Muster überführt. So und auf ähnliche Weise werden die Eigenfrequenzen heruntergefahren, sodass der gewünschte Ruhezustand erreicht werden kann.

Ich persönlich bin nicht mehr so begeistert von solch technischen Verfahren.

Eine weitere sehr interessante, effektive und vor allem aber wunderbar einfache Methode ist die EU-Therapie (Eigenurintherapie). Führe ich meinem Organismus bekannte, weil eigene Substanzen zu, können Selbstheilungskräfte in Gang gesetzt werden, die unter anderem dafür sorgen, dass unerwünschte Abfall- oder Giftstoffe (in unserem Fall Cortisol) ausgeschieden werden.

Wer sich schon an diese Therapie herangewagt hat, wird erfahren haben, dass die Einnahme selbst von Spuren von frischem Eigenharn eine verstärkte Nierentätigkeit hervorruft. Cortisol wird über die Leber abgebaut und durch die Nieren ausgeschieden. Der Entgiftungsprozess wird also unmittelbar angeregt, die Leber und die Nieren beginnen sofort zu arbeiten.

Da Cortisol, wie oben erwähnt, von der Leber abgebaut wird, sollten wir diese nicht anderweitig, zum Beispiel mit Alkohol überstrapazieren. Mit geeigneten Essenzen (Leberchakra, Lage-Roy),

Homöopathie und pflanzlichen Präparaten, wie zum Beispiel Mariendistel- oder Artischockenextrakt, können wir ihre Funktion zusätzlich unterstützen. Zu diesen Fragen lassen Sie sich bitte von Ihrem Arzt oder Heilpraktiker beraten!

Eine Frage, die sich viele Hochsensible oft stellen, ist:

Haben wir weniger Biss, weniger Durchhaltevermögen und das Leben weniger gut im Griff – und wenn ja, warum?

Nun, wir Hochsensiblen lernen schon in der Kindheit, äußerst wachsam zu sein. Wir waren ständig auf der Hut: Kann ich jetzt gerade etwas fordern, erwarten, oder verhalte ich mich lieber ruhig und abwartend; ist Mami jetzt traurig, gereizt oder geht es ihr gerade einmal gut?

Das Kind lernt, all seine Wahrnehmungen zu einem Gesamtbild von höchster Präzision zu vereinen, bevor es sich zu irgendetwas entscheidet. Das ist sicher kein bewusstes Handeln, sondern aus der Erfahrung heraus geboren.

Das Kind will und muss immer auf der sicheren Seite sein und wenn es etwas schreibt, malt, zeichnet, hat es einen hohen Perfektionsanspruch an sich, denn es will ja gelobt, geliebt werden, nicht anecken und schon gar nicht unangenehm auffallen.

Heute, im Leben als Erwachsene sind meist schnelle Entscheidungen gefragt, Risikobereitschaft und Spontaneität, frei nach dem Motto: »No risk, no fun«.

Aber ein Risiko einzugehen ist etwas Schreckliches für jemanden, der aus eigener Erfahrung mit dem Schlimmsten rechnet und deshalb alle Faktoren bedenken und unter Kontrolle haben will, um sich ganz sicher zu fühlen. Denn für uns HSPen ist ein Risiko gleichbedeutend mit einer Katastrophe!

Wie in meiner Geschichte »Leben« geschildert, gehe ich durchaus auch das eine oder andere Mal Risiken ein. Nur ist meine Überwindungsschwelle für so etwas weit höher. Wenn dann aber wider Erwarten doch alles gut läuft, ist die Freude umso größer.

»Wider Erwarten gut«, das ist auch so eine Sache:

Wenn man sich dauernd an Hindernissen vorbeischummelt, vorbeitastet, immer in der Erwartung, ja fast schon in der Sicherheit, dass es schiefgeht, ist der Misserfolg oft schlichtweg die Bestätigung der Erwartung.

So oft, wie sich meine pessimistischen Erwartungen erfüllt haben, kann es sich kaum noch um Zufall handeln. Programmiert man also die Ereignisse quasi durch seine Erwartung? Aber wenn das auf diese, negative, Weise funktioniert – warum dann nicht auch umgekehrt?

Natürlich haben wir alle schon einmal schlechte Erfahrungen gemacht und unsere negativen Erwartungen wollen nichts anderes, als uns warnen. Aber es wird Zeit, dass wir umdenken, umlernen, denn wir sind erwachsen und somit nicht mehr nur Opfer der Umstände. Nein, wir können selbst zum Gelingen unserer Vorhaben beitragen – im Gegensatz zu dem Kind, das wir einmal waren –, denn »Positives Denken«, das heißt, immer das Beste zu erwarten, funktioniert!

Darüber schreiben sehr viele Autoren, zum Beispiel Bärbel Mohr. Auch in *The Secret* und in genügend anderen Büchern wird darauf näher eingegangen, daher will ich hier keinen verwässerten Abguss daraus wiedergeben.*

* Siehe Literatur-Empfehlungen im Anhang.

Hier nur ein kleiner Tipp für den Anfang:

Die Methode funktioniert nur, indem ich mir etwas wünsche, aber nicht, indem ich wünsche, etwas NICHT haben zu wollen.

Also nicht: »Ich will keine grauen dünnen Haare haben«, sondern: »Ich will volles, schönes Haar haben.«

Der nächste Schritt ist so zu tun, als ob schon alles so sei, wie man es sich wünscht.

Also nicht: »Mein Haar wird voll und glänzend sein«, sondern Mein Haar ist voll und glänzend!

Das mutet ein wenig wie Selbstbetrug an, aber vielleicht fällt es leichter, wenn man es als kleinen Sprung in die Zukunft sieht. Denn wenn ich davon ausgehe, dass sich bereits alles erfüllt hat, spüre ich es im ganzen Körper, meine Gefühle und Gedanken richten sich danach aus und ziehen das gewünschte Ergebnis wie magisch an. Dass das nicht immer so einfach ist, ist verständlich, man muss sich ja auch an die neue optimistischere Lebenseinstellung erst gewöhnen. Aber man hat jederzeit die Chance, umzudenken und sollte sie unbedingt nutzen!

Wenn sich jetzt auch weiterhin alles, was ich zuversichtlich und voller Vorfreude sehe, erfüllt, bin ich ein glücklicher Mensch.

Dann sind weder Vermeidungstaktik noch -haltung mehr nötig und auch wir, Sie und ich, können das Leben trotz der Hochsensibilität beim Schopf packen!

Ich freue mich darauf!

Im Verlaufe des gesamten Buches habe ich immer mal wieder Ratschläge eingestreut, wie man mit dem Geschenk der Hochsensibilität umgehen kann, um die damit einhergehenden Unannehmlichkeiten möglichst gering zu halten. Ich fasse diese Ratschläge auf den folgenden Seiten zusammen, bitte Sie aber, dies nicht als allein- seligmachende und alle Probleme lösende Gebrauchsanweisungen zu sehen. Ich persönlich habe damit Erleichterung erfahren, vielleicht finden Sie mit der Zeit zusätzlich Ihre eigenen Hilfsmittel!

Allgemeine Tipps

Was hochsensible Persönlichkeiten haben sollten:

- *einen guten Kontakt zum Inneren Kind (siehe Meditation S. 135 f.),*
- *eine imaginäre Dusche oder einen Wasserfall, um sich von Überreizung zu reinigen,*
- *einen »Mantel« aus Licht oder eine Kristallstaub-Aura, die Sie selbst visualisieren können, also einen regelrechten »Reiz«-Filter, der – wenn das »Maß voll« ist – die Psyche vor belastenden Eindrücken schützt,*
- *ein Krafttier, das die HSP – zumindest zeitweise – begleitet.*

(Dazu werde ich ab demnächst Meditationen anbieten, siehe meine Homepage: www.Das-Wasser-des-Lebens.eu)

Was hochsensible Persönlichkeiten vermeiden sollten:

- *Sie sollten versuchen, so wenig wie möglich Reizstoffe zu sich zu nehmen, wie Kaffee, Guarana, Schwarztee, Cola und andere koffein-*

haltige Limonaden und mit Kaffeeextrakt gefüllte Süßigkeiten. Auch scharfgewürzte Speisen regen stark an und führen damit zur Überreizung, desgleichen sollten Sie Produkte mit Glutamat, künstlichen Konservierungsstoffen, Farbstoffen und dergleichen mehr meiden.

- *Sie sollten sich nicht übermäßig Elektrosmog aussetzen, wenn es vermeidbar ist.*
- *Sie sollten niemals ihre eigene Reizgrenze überschreiten, um sich selbst und anderen zu beweisen, dass Sie stark sind …*
- *Sie sollten sich nicht übermäßig visuellen Reizen aussetzen, also beispielsweise PC-Spielen mit Stroboskop-Effekt oder Action-Filmen mit extrem schnellen Szenenwechseln.*
- *Sie sollten vor allem vermeiden, sich mit Nicht-HSPen zu messen oder zu vergleichen. Sie sind nun mal anders und Sie sollten nicht um jeden Preis sein wollen wie die anderen.*

Zur Ernährung:

- *Hunger ist ein extrem schlechter Zustand, vor allem, wenn er plötzlich und fordernd auftritt.*

Er äußert sich wie eine Unterzuckerung, man ist überreizt, nervös, zittrig. Dagegen hilft mir am besten, sofort etwas Herzhaftes, Salziges zu essen, am besten ein Butterbrot mit Salz. Pommes tun es auch, oder ein Hamburger. Vor allem muss es sofort sein. Daher sollte man in solch einem Zustand nicht allzu hohe Ansprüche an seine Ernährungsweise stellen.

Süßigkeiten haben sich in einem solchen Fall bei mir als kontraproduktiv erwiesen, denn sie schienen zu helfen, ließen das Hungergefühl aber schon bald darauf umso größer werden. Auch auf Obst kann ich bei akuten Hungerattacken gut verzichten, denn das verstärkt, zumindest bei mir, den Hunger noch.

• Auch Durst sollte nicht zu lange ertragen werden. Wassermangel im Gehirn beeinträchtigt bei allen Menschen die Konzentration. Da das Gehirn bei HSPen noch viel stärker beansprucht wird, hat ein Wassermangel noch viel gravierendere Auswirkungen.
• In einem übererregten Zustand hat das Schlucken eine beruhigende Wirkung. Wasser oder Saft zu trinken, hat also für eine HSP einen doppelt positiven Effekt.
• HSPen brauchen vermutlich mehr Lecithin und B-Vitamine für ihre Nerven; Stoffe, die man z.B. in Soja, Nüssen, Ölen oder Eigelb findet.
• Magnesium wird bei nervlicher Anspannung in größeren Mengen verbraucht. Vollkornprodukte, Seefische und Bananen können dabei unterstützen. Das Schüsslersalz Magnesium Phosphoricum leistet ebenfalls gute Dienste.
• Mir hat es gutgetan, den Kaffee aufzugeben – ich hatte oft einen Ruhepuls von 90 Schlägen pro Minute und mehr. Als ich merkte, wie gut mir auch Kornkaffee schmeckt, fiel mir der Verzicht nicht mehr schwer. Außerdem ist Kaffee ein großer Magnesiumräuber!

Stress im Alltag:

Einkaufen

• HSPen haben es im Supermarkt nicht leicht. Die permanente Musikberieselung verwirrt uns eher, als dass sie uns, wie eigentlich beabsichtigt, in erhöhte Kaufbereitschaft versetzt. Die Kühlaggregate brummen und surren, die Leuchtstoffröhren flackern und können damit sogar Übelkeit verursachen.
Da hilft nur eins: Einkaufszettel schreiben, sich dabei vorher genau überlegen, welches Produkt man genau will, sich strikt an den Zet-

tel halten und konsequent abstreichen. Lässt man sich ablenken, hat man schon verloren und kommt doch wieder ausgelaugt aus dem Supermarkt heraus!
- *Möglichst nicht zu den Hauptgeschäftszeiten einkaufen, denn das steigert die Verwirrung und Hektik ungemein.*
- *Gegen die Beschallung und das Scannerpiepsen an der Kasse gegebenenfalls Ohrstöpsel einsetzen.*
- *Wenn man es sich leisten kann, sollte man möglichst in kleinen Läden einkaufen.*

Öffentliche Verkehrsmittel

- *Wie ich schon in einer meiner Geschichten beschrieben habe, stört mich in entspannten Situationen das Quietschen der Straßenbahnen und das Brummen der Busse in keiner Weise. Aber das ist eher die Ausnahme. Ohrstöpsel sind auch hier dienlich, nötigen aber zu besonderer Aufmerksamkeit, da man besonders als Verkehrsteilnehmer gefährdet ist, wenn das Gehör eingeschränkt ist.*
- *Die Enge im Bus und die Gerüche kann man nicht so einfach »wegstöpseln«. Da ist es sinnvoll, sich – beispielsweise durch das Abzählen der Haltestellen – abzulenken und zum Durchhalten zu motivieren. Oder man sollte einfach versuchen, sich zu entspannen und seine Wunschumgebung zu visualisieren.*
- *Begibt man sich auf eine längere Reise, sollte man sich selbst einen Gefallen tun und vorsorgen. Hat man Probleme mit Zigarettenrauch, kann man einen Platz im Nichtraucherabteil buchen. Gegen Lärm kann man sich mit einem tragbaren CD- oder MP3-Player mit der Lieblingsmusik wappnen.*

Natürlich kann es sein, dass dort, wo Sie Ihren Platz reserviert haben, eine Familie mit unruhigen Kindern sitzt. Aber ich denke, man sollte ab und zu versuchen, sich auch ein wenig auf bestehende Situationen einzulassen und das Beste daraus zu machen. Dabei können einem auch wieder Ohrstöpsel, Entspannungsübungen und eine positive Einstellung helfen. Eine Bitte um Rücksichtnahme ist aber sicher auf jeden Fall angebracht.

Veranstaltungen:

Familienfeiern, Geburtstage, Hochzeit, Taufe, Weihnachten …

- *Da die HSP überfordert sein kann, wenn am Tisch mehrere Gespräche gleichzeitig stattfindenden, kann sie ihr Problem ansprechen und darum bitten, dass möglichst nur immer einer spricht und die anderen zuhören. Das geht bei besonders guten Freunden, oder in einer Familie, die ihre Mitglieder wertschätzt, durchaus. Oder aber sie versucht, die sie umgebenden Gespräche auszuschalten und sich ausschließlich auf ihren direkten Gesprächspartner zu konzentrieren.*
- *Wird es zwischendurch doch zu viel, sollte der Hochsensible rausgehen, am besten allein oder in Begleitung einer ebenfalls hochsensiblen Person. Da der Stress, der sich durch die Reizüberflutung aufgebaut hat, abgebaut werden muss, ist es sinnvoll, mindestens 20 Minuten stramm zu gehen.*
- *Wird es trotz aller Vorsichtsmaßnahmen zu viel, sollte man sich nicht zum »Durchhalten« zwingen, denn damit signalisiert man seinem Körper: Wenn ich durchhalte, geht es mir schlecht!*
- *Es ist keine Schande, genug zu haben und zu gehen. Man sollte sich klarmachen, dass zwei schöne Stunden viel mehr wert sind als vier stressige. Andere Menschen brauchen diese Reize, um sich zu stimulieren – uns schaden sie! Wenn wir lernen, unsere Grenzen zu achten, unsere Eigenarten zu respektieren und auch nach außen*

hin mit Selbstverständlichkeit zu vertreten, werden wir mehr und mehr akzeptiert und mit der Zeit wird es jedem Einzelnen von uns besser gehen!

Freizeit und Sport

- *Für Hochsensible Personen ist der Abbau von Stresshormonen besonders wichtig. Welche Sportart dafür am besten geeignet ist, wird sicher jeder gerne für sich selbst herausfinden wollen. Mir tut, da ich nicht so ein Sportfanatiker bin, Radfahren, Wandern oder einfach Spazierengehen gut.*
- *Rückzug sollte ein wichtiger Bestandteil in der Freizeitgestaltung sein. Ein eigenes Zimmer, das man sich möglichst reizarm gestaltet, kann zu einer echten Oase werden. Wenn möglich, sollte man sich ein eigenes Schlafzimmer einrichten, damit man nicht von den Schlafgeräuschen des Partners gestört und irritiert wird.*
- *Wenn man in die Familie eingebunden ist, sollte man geregelte und feste Zeiten vereinbaren, in denen man absolut ungestört sein möchte – und dies, ohne jegliche Rechtfertigung und Erklärung abgeben zu müssen, weil genau das ein erneuter Stressfaktor wäre!*

Entwicklung und Förderung eigener Talente und Begabungen

- *Hochsensible haben irgendwie zwangsläufig die Begabung der erhöhten Wahrnehmung. Das ist, wie jede Begabung, Herausforderung und Geschenk zugleich! Manch einer wird merken, dass er ein Lied nur einmal zu hören braucht, um es nachsingen oder auf einem Instrument nachspielen zu können. Er wird sofort hören, wenn nur der kleinste Fehler gespielt wird. Naheliegend ist, dass ein solcher Mensch Musiker, oder zumindest passionierter Hobby-Musiker wird.*

- *Der optisch Begabte sieht jede farbliche Disharmonie oder wenn an einer Grafik etwas nicht stimmt – und sei der Fehler noch so minimal. Ein unharmonisches Bild bereitet ihm regelrechtes Unbehagen. Er ist der geborene Maler, Grafiker oder gar Bildhauer.*
- *Wer Stoffe schon an der Struktur erkennt, am Schimmer, am Geräusch, das entsteht, wenn er mit den Fingern darüberstreicht oder am Geruch erkennen kann, mit welchem Material er zu tun hat, arbeitet mit allen Sinnen. Und die Stärke der HSP besteht darin, all diese Eindrücke zu einem multidimensionalen Eindruck verknüpfen zu können. Ich weiß aus Erfahrung, dass es Menschen gibt, die alleine durch das Betrachten von an sich belanglosen Bildern in unterschiedliche Stimmungen versetzt werden können, oder durch das Rascheln von Seide beunruhigt und das Knistern von Plastikfolie regelrecht gestresst werden.*
- *HSPen sind empathisch, sehen, spüren, erleben den Zustand des Gegenübers und setzen ihre Wahrnehmung ein, um zu helfen. Daher sind unter den HSPen viele Therapeuten zu finden*

Anhand dieser Beispiele sieht man, dass Hochsensibilität wunderbare Begabungen mit sich bringen kann, aber dass diese begabte Person auch besonders auf sich aufpassen muss. Berühmte hochtalentierte Künstler haben dafür ihren »Hofstaat«, der sie pflegt und hätschelt und alle Unannehmlichkeiten von ihnen fernhält. Wir einfachen HSPen müssen das selber meistern – was oft eine große Herausforderung sein kann.

Berufsleben:

Wie bereits erwähnt, haben Hochsensible durch Gewohnheiten ihrer Kollegen oder Gegebenheiten, die für Normalsensible kein Problem darstellen, oft besondere Belastungen auszuhalten. Nebenbei permanent Radio zu hören ist für die meisten Menschen eine Selbstverständlichkeit. Die Geräuschkulisse, die Abwechselung, die durch Nachrichten, Reportagen und Musik entsteht, macht ihnen die Arbeit erträglicher. Das Geklapper von Tastaturen können diese Menschen mühelos ausblenden, Handygebimmel in allen Klangfarben und Lautstärken, daran hat man sich gewöhnt!

Die durchschnittliche Geräuschkulisse eines Büro-Arbeitsplatzes, stellt jedoch für HSPen eine ungeheure Belastung dar. Sie können diese Geräusche nicht ausfiltern und geraten in extremen Stress, wenn sie sich zusätzlich noch auf ihre Arbeit konzentrieren wollen.

Was noch als Belastung hinzukommen kann, ist, dass sich besonders empfindliche Menschen öfter zurückziehen müssen als andere, um sich zu regenerieren. Sie können sich nicht mit den Kollegen in der überfüllten Kantine oder Pizzeria entspannen. Und schon wirken sie merkwürdig.

Daher möchte ich an dieser Stelle ein paar Ratschläge geben, die das Leben am Arbeitsplatz leichter gestalten können:

- *Wenn Sie eine neue Arbeitsstelle antreten, verziehen Sie sich nicht gleich an Ihren Schreibtisch. Fragen Sie nach den Namen der Kollegen im unmittelbaren Umfeld, nach Pausenzeiten und Gewohnheiten, ob es eine Kaffeekasse gibt, wer den Kaffee kocht usw. Auch wenn Ihnen das erst einmal banal erscheint, so ist es doch eine gute Möglichkeit für Sie, zwanglos ins Gespräch zu kommen!*
- *Wenn sich in Pausen Grüppchen bilden, in denen dies und das ausgetauscht wird, müssen Sie ja nicht die ganze Zeit dabei sein,*

aber setzen oder stellen Sie sich wenigstens kurz dazu, und tragen Sie eventuell etwas zur Unterhaltung bei. Sie erfahren dabei sicherlich wichtige Details aus der Mitarbeiterstruktur. Solche Details können helfen, allzu viele Tritte ins Fettnäpfchen zu vermeiden. Erzählen Sie ein paar (nicht allzu persönliche!) Kleinigkeiten aus Ihrem Leben, z.B. eine Anekdote mit Ihrer Katze. Erwähnen Sie dabei vielleicht, dass Sie es sich gerne in aller Ruhe gemütlich machen und Ihre Ruhe brauchen und genießen. So signalisieren Sie schon, dass Sie keinen Trubel mögen und sehr empfindsam sind, geben aber keinen Anlass zu wüsten Spekulationen, die man allzu gerne anstellt, wenn man über den anderen gar nichts weiß.

- *Wenn Sie nach einiger Zeit etwas vertrauter mit Ihrem unmittelbaren Umfeld sind, können Sie darum bitten, ob man das Radio nicht leiser drehen oder zeitweise abschalten könnte. Meist dürfte das kein Problem sein.*
- *Ohrstöpsel mildern allzu lautes Tastaturgeklapper, vermögen es aber nicht ganz zu beseitigen. Nicht nur in Büros gibt es unangenehme Nebengeräusche, die man so wenigstens dämpfen kann.*
- *Wenn Ihnen in einem Raum mit mehreren Kollegen zu viel Unruhe herrscht, fragen Sie Ihren Vorgesetzten, ob es die Möglichkeit gibt, in einen ruhigeren Raum zu wechseln.*
- *Versuchen Sie, natürlich und völlig selbstverständlich mit Ihrer Empfindsamkeit umzugehen, ohne zu oft und allzu viel Rücksichtnahme zu fordern. Denn dann kann es sein, dass man Sie erst recht schikaniert.*
- *Falls all das nicht helfen sollte, muss man notgedrungen einen Arbeitsplatzwechsel erwägen, bevor man sich auf Dauer überfordert.*

Hochsensible und Feiern

Natürlich haben auch Hochsensible den Wunsch und das Bedürfnis, dazuzugehören und mal richtig loszulassen. Doch leider werden sie nur allzu oft und allzu leicht von den Ereignissen um sie herum überrollt!

An dieser Stelle möchte ich einmal aufzeigen, wie so etwas für eine HSP ablaufen kann:

Ein neuer Versuch

Ich habe mich über die Einladung zu einer Einweihungsfeier sehr gefreut. Meine Freunde sind in eine andere Stadt gezogen. Ich weiß, dass es anstrengend sein wird, beruhige mich aber mit dem Gedanken, dass ich ja, wenn es zu viel wird, früher gehen kann.

Die Adresse und der Weg sind mir unbekannt, aber kein Problem, der Routenplaner im Internet hilft mir …

Der Tag ist gekommen, ich muss für die Fahrt etwa zwei Stunden rechnen. Die Streckenbeschreibung liegt ausgedruckt neben mir auf dem Beifahrersitz. Ich hätte auch bei Bekannten mitfahren können, aber ich weiß ja aus Erfahrung, wie wichtig es für mich ist, unabhängig und frei zu sein, um zu entscheiden, wann ich gehen will und muss.

Die Fahrt läuft recht gut, und ich habe auch relativ leicht den gut ausgeschilderten Stadtteil gefunden. Die Straße finde ich auch. Aber offensichtlich haben sie schon viele andere vor mir gefunden, denn es ist weit und breit kein Parkplatz zu finden. Ich drehe etliche Runden, hoffe, jemand fährt weg, sodass ich seinen Platz einnehmen kann. Dann habe ich Glück: Vor mir fährt jemand weg und ich fahre an der Lücke vorbei, um rückwärts hineinzusetzen. Ich bin zittrig, die Sucherei ist mir schon auf die Nerven gegangen und irgendwie weiß ich gar nicht mehr, wo ich bin. Ich setze völlig schief an. Normalerweise ist Einparken nicht wirklich ein Thema für mich, aber hinter mir hupt es aufdringlich. Ich verparke mich total, stehe fast quer und muss wieder rausfahren, um noch einmal von vorne anzufangen. Als ich wieder ansetze, rückwärts einzuschlagen, gibt der hupende Held hinter mir Gas und setzt sich vorwärts völlig schief in »meine« Lücke. Er ragt mit dem Kotflügel ein ganzes Stück in die Fahrbahn hinein, aber das scheint ihn nicht zu stören. Auch nicht, dass er mich ganz unverschämt ausgetrickst hat.

Ich bin sauer, mache mir aber die Sache erträglich, indem ich denke: »Okay, da wär ich nie richtig reingekommen – und ehe mir jemand mein Auto verschrammt …«

Aber nassgeschwitzt bin ich trotzdem.

Also auf zur nächsten Runde. Nach längerem Kurven habe ich schließlich und endlich doch noch einen Platz gefunden. Eigentlich bin ich jetzt reif für die Couch. Am liebsten würde ich den Plan »Fete« schmeißen und schnurstracks wieder nach Hause brettern. Aber wo ich schon einmal da bin …

Da mein Parkplatz so weit entfernt ist, hab ich nun doch ein ganz schönes Stück zu marschieren und muss nach dem Weg fragen. Hoffentlich finde ich mein Auto jemals wieder! Aber das Laufen tut auch gut und ich nehme den Duft der fremden Stadt wahr. Es ist ein Stadtteil mit Altbauten und Platanen, die erste Herbstgerüche verbreiten. Ich würde mich am liebsten auf eine der Bänke setzen und die Stimmung genießen. Aber es wird Zeit!

Ich suche und finde die Hausnummer. Ein großes Holztor führt in einen Hof. Ich schaue mich um: etwas staubig, etwas verkommen, aber irgendwie schön. Es hat Atmosphäre hier. Man spürt die Menschen, die hier wohnen. Ich fühle ihr Lebensfeld, kein einzelnes, konkretes, sondern eine Mischung aus allen, nicht die Summe der Teile, sondern die Gesamtheit – so wie man in einem Kuchen nicht einzeln das Mehl, das Ei, die Butter schmeckt, sondern eben nur den ganzen Kuchen.

Meine Seele hat sich inzwischen ein bisschen sortiert und erholt. Die Haustür steht offen, daher brauche ich nicht zu klingeln. Ich weiß, dass sie oben wohnen, unterm Dach. Ich lasse die tschilpende Spatzenschar, die über den Hof fegt, hinter mir und tauche in den kühlen Hausflur ein. Hier sortieren sich die Lebensfelder. Aus den Türen, an denen ich vorbeigehe, während ich die knarrenden Holztreppen hochsteige, dringen Essensgerüche, Geräusche, Duft von Duschgel, Stille, Katzengeruch. Als ich höher komme, rieche ich Zigaretten und höre sich verstärkendes Stimmengewirr und Musik. All diese Eindrücke wirken nun schon auf meinem Stimmungspiano, Dur und Moll im subtilen Wechsel. Das fühlt sich schön an und bewegt mich.

Bevor ich an der Wohnungstür klingele, bleibe ich erst noch einmal still stehen, schließe die Augen und atme tief durch. Da drin geht es schon richtig rund. Meine Freundin, die ich jetzt schon länger nicht mehr gesehen habe, öffnet. Sie fällt mir um den Hals, ein bisschen zu freudig. Ich schaue sie an. Sie hat etwas verweinte Augen und zieht mich gleich in die Garderobenecke. Es geht ihr nicht gut, sie schüttet mir ihr Herz aus, sofern das unter den Augen der anderen unauffällig möglich ist. Ihr geht's danach besser! Mir nicht!

Ich habe plötzlich einen Bärenhunger, werde richtig zittrig. Aber ich kann ja nicht gleich über die Fleischtöpfe herfallen, aber in meiner jetzigen Verfassung wäre es das Beste!

Stattdessen begrüße ich hier und da ein paar Bekannte und höre mir Smalltalk und ein paar Banalitäten an, die mich jedes Mal und immer wieder aufs Neue am Sinn der menschlichen Kommunikation zweifeln lassen: »Auch da?«, »Und selbst?«, »Was für ein Wetter!«, »Ja, und vor allem so viel davon!«

Ja, ich weiß, Smalltalk kann auch anders verlaufen und für philosophische Ergüsse ist nicht überall Raum und Zeit. Alkohol kann intellektuelle Meisterleistungen enorm fördern, aber ab einem bestimmten Pegel auch ad absurdum führen – was sie dann unter Umständen schon wieder hochinteressant macht.

Aber warum muss man, bitte schön, reden, wenn man sich nichts zu sagen hat? Um peinliche Stille zu vermeiden? Ist Stille schwerer zu ertragen als Peinlichkeit? Für manche offenbar!

Ich merke, ich bin schon recht genervt. Und die Musik ist mir auch zu laut. Auf Dauer stört sie sogar den Smalltalk. Eigentlich ein Vorteil. Aber ich merke, ich werde immer zittriger, die Geräusche und Gerüche reizen mich enorm. Ich kann mich nicht einlassen. Es ist alles wie eine schwere Wolke, die sich um mich herumlegt.

Ich gehe jetzt doch schnurstracks in die Küche, um mir etwas zu essen zu holen. Dort ist es auch ruhiger. Es gibt verschiedenste Leckereien, aber ich muss wieder aufpassen, dass ich nichts allzu Scharfes nehme, was mich noch mehr reizen würde. Schließlich entscheide ich mich für einen nahrhaften Nudelsalat mit Kichererbsen. Der Wolkenumhang lüftet sich ein wenig.

Mit Teller und Gabel in der Hand suche ich mir einen etwas ruhigeren Platz und lasse meinen Blick schweifen. Das ist besser als Kino, weil Realität. Ich sehe Fäden zwischen Menschen, höre Dissonanzen, erlebe den verwirrenden Reiz der gegensätzlich ausgesendeten Signale, wenn jemand akustisch sagt: »Ach, komm doch mal her«, aber gestisch und mimisch: »Ach, bleib mir bloß weg!« signalisiert.

Ich sehe in einer anderen Ecke meine Freundin heftig mit ihrem Partner diskutieren und empfinde es wie einen Schlag in den Magen. Ich spüre, was zwischen den beiden steht, und es verschlägt mir die Luft und den Appetit. Ich versuche, mich auszuklinken aus dem Feld, aber es ist zu umfassend; es liegt förmlich auf mir wie dicke, feuchtigkeitsgesättigte Luft.

Mein Herz beginnt zu rasen. Ich darf den Kopf nicht schnell drehen, sonst wird mir schwindelig.

Ich spüre wieder einmal, wie mein Seelenaufzug lautlos und unaufhaltsam nach unten gleitet, in meine tiefsten Keller. Ich will nur noch nach Hause, egal wie weit der Weg ist und wie anstrengend!

Ab jetzt agiere ich wie in Trance: Teller wegstellen, den Weg zur Garderobe einschlagen, ohne Abschied gehen … Wie so oft!

Ich habe mich oft gefragt, wie es dazu kommt, dass mein »Seelenaufzug« in Gang gesetzt wird.

Ich spüre ihn nicht erst, wenn schon »alle Stricke reißen«, wenn ich zum x-ten Mal meine eigenen Grenzen ignoriert und überschritten habe. So wie im obigen Fall. Nein, auch meine Beschreibung von Dur und Moll auf dem Stimmungspiano ist ein Synonym dafür. Es hebt mich subtil an, wenn mir etwas Bewegendes begegnet. Das fühlt sich an wie ein gut gewarteter Aufzug, der lautlos auf die nächste Etage wechselt. Man spürt nur den Hub und natürlich die »angehobene« Stimmung. Wenn mich etwas unangenehm berührt, wird die Etage ebenso sanft gewechselt, eben nach unten. So geht es den ganzen Tag, das fällt mir gar nicht mehr besonders auf. Nur, wenn etwas unverhofft Schönes passiert, worüber ich mich besonders freue, rauscht mein Aufzug mit mir ab nach oben, und der Rausch, der all meine Glückshormone auf einmal freizusetzen scheint, endet – wie jeder Rausch über kurz oder lang – mit einem

Kater. »Welcome back« in den unteren Bereichen! Da hilft dann nur noch der Rückzug in mein Zimmer oder in die Natur – Hauptsache alleine sein!

Das Spiel mit den Emotionen

Ich weiß aus eigener Erfahrung, dass man als sehr sensibler Mensch Zugang zu den tiefsten Tiefen seiner Emotionen hat – und zu den höchsten Höhen!

Wenn es mich reinreißt, dann bis an den untersten Grund der tiefsten Schluchten. Dann winde ich mich im Elend und finde nur sehr schwer wieder den Ausgang – weil ich mich zu tief hineingewagt habe.

Andererseits bin ich zu Gipfelerlebnissen von Glück, Gefühlen des Einsseins und Verbundenheit mit der Welt fähig. Wunderschöne Erlebnisse, die an sich völlig unspektakulär sind und aus der Besonderheit des Augenblicks entstehen.

Manchmal braucht sogar ein Mensch wie ich Reize. Das ist dann der Fall, wenn ich das Gefühl habe, festzustecken. Ich kann die Umstände schlecht schildern, aber ich spüre dann einfach, es ist soweit. Dann kann selbst ich laute Musik ertragen, spiele auf meinem Emotionsklavier von Dur bis Moll, erlebe alle Gefühlsfarben ganz intensiv und reinige mich dabei.

So eine Situation ist eine Mischung aus selbst erzeugter Belastung und Befreiung und daher wende ich sie nur im Notfall an.

Da es in Bezug auf Hochsensibilität vielerlei Schattierungen der Ausprägung gibt, erheben meine Ratschläge keinen Anspruch auf allgemeine Gültigkeit. Sie sollen nur eine Anregung sein!

Was jedoch ganz deutlich aus meinen Aufzeichnungen hervorgehen soll, ist der Rat zur Achtsamkeit, zur Selbstakzeptanz und nicht zuletzt zur Selbsterkenntnis. Denn wer sich selbst erkannt hat, versteht auch. Und wer versteht, kann loslassen: Ängste, Schmerz, Misstrauen …

Als ich von meiner Begabung erfahren habe, als ich gesehen habe, warum ich anders bin als viele andere Menschen, als mir klar wurde, dass ich deswegen nicht verkehrt war und bin, merkte ich, dass mein kleines inneres Kind, das ich mal war, wie versteinert war. Oft in meinem Leben hatte ich es gefühlt, wenn es mir geholfen hatte, selbstverloren im Sand zu graben, Steine, Muscheln und Schneckenhäuser zu finden und Regenwürmer zu sammeln. Es hatte schon so oft dafür gesorgt, dass es mir nach Krisen und Problemen besser ging. Doch jetzt war es wie erstarrt, es war verunsichert, wusste nicht, was los ist. Ich konnte das ganz deutlich spüren.

Ich rief es in der Meditation zu mir und erklärte ihm, was ich erkannt hatte: Dass alles, was es (also ich als Kind) wahrgenommen und empfunden hatte, nicht erfunden oder eingebildet gewesen war, wie andere uns immer hatten einreden wollen, sondern dass es tatsächlich der Realität entsprochen hatte. Dass es (und ich) ganz einfach nur *mehr* spüren, wahrnehmen, erkennen konnten und können, als viele andere und dass wir deshalb von den Anderen oft nicht verstanden wurden. Jetzt waren endlich mal die Anderen »die Anderen«!

Die Kleine war wirklich so eindeutig ich selbst als Kind, mit Pullover und Strumpfhosen, traurigem Gesichtchen und dunklen Locken, sodass ich zum ersten Mal vollkommen überzeugt war, dass sie wirklich existierte, für mich! Sie kletterte auf meinen Schoß und ich hielt sie und erzählte ihr alles. Viel Persönliches spielte sich dabei ab, aber am Ende ging es uns beiden gut. Und das ist der Weg!

Wenn Sie die Erfahrung gemacht haben, schon in der Kindheit immer als unglaubwürdig hingestellt worden zu sein, möchte ich Ihnen raten, es ähnlich zu machen.

Meditation mit dem inneren Kind

Sie können die Meditation ausführlich gestalten, mit besonderer Entspannungsmusik, schönen Düften, in einem ruhigen Raum.

Aber ebenso geht es auch, mal zwischendurch in der U-Bahn abzutauchen, oder im Zug, Flugzeug, im Lieblingscafé – je nach Erfahrung und Übung in Meditation oder schamanischer Reise.

Ich benutze in den Meditationen einfach die vertraute Anrede »Du«, das macht das Loslassen einfacher!

Entspanne dich, lasse einfach los und schließe die Augen.

Stelle dir etwas vor, worüber du dich als kleines Kind gefreut hättest und »bringe es mit«, d. h. visualisiere es als kleines Geschenk. (Es geht natürlich auch ohne Geschenk.)

Jetzt denke intensiv an dich als Kind. Du weißt sicher noch, wie du ausgesehen und dich verhalten hast.

Das Kind wird, je nach Charakter und wie es sich fühlt, wild angesprungen kommen oder schüchtern herantreten. Dann handel einfach nach deinem Gefühl, nimm es liebevoll auf den Schoß oder tobe erst einmal eine Runde mit ihm. Zeige ihm, dass du verstehst, wie es sich all diese Zeit gefühlt haben muss. Sage ihm, dass du die ganze Zeit auch nicht besser gewusst hast, warum dir Vieles so schwer gefallen ist, warum so oft an dir gezweifelt wurde, und dass das jetzt ein Ende hat, weil es für all das eine Erklärung gibt. Mache ihm Hoffnung, dass sich jetzt alles zum Guten wenden wird – wenn auch nicht gleich heute oder morgen, aber jeden Tag ein bisschen mehr. Dann gestalte, ganz nach deiner Art, den Abschied, indem ihr noch ein wenig kuschelt oder kichert, und verabschiede dich bis zum nächsten Mal.

Sie werden merken, wie sich mit der Zeit ein Gefühl von Erleichterung ausbreiten wird, denn das beklemmende Gefühl des Falschseins kann sich jetzt endlich auflösen.

Mit diesem Wissen werden sich sicher nicht all Ihre Probleme in Luft auflösen, aber anhand meiner Ratschläge oder auch selbst gefundener Methoden können Sie sich für den Notfall ein gewisses Auffangnetz bauen.

Auf der anderen Seite stehen ja immer noch die Geschenke der Begabung der Hochsensibilität. Diese gilt es zu erkennen, falls Sie das nicht schon längst getan haben, und auszubauen.

Einführung für Teil 2

Seitdem ich weiß, dass ich eine HSP bin, bekommen Erlebnisse aus der Vergangenheit, die ich nie so recht zuordnen konnte, eine ganz neue Bedeutung.

Dank dem Erkennen und Akzeptieren meiner besonderen Einfühlsamkeit bin ich nun auch in der Lage, meine starken Empfindungen, die ich im Zusammenhang mit Steinen und Kristallen habe, zu verstehen und sie zu interpretieren. Doch nicht nur das, ich kann nun auch endlich die im Laufe der Jahre gesammelten Notizen meiner Erlebnisse, die sonst relativ belang- und bedeutungslos geblieben wären, als Dokument meiner Neigung zur St-einfühlsamkeit (ein Kunstwort aus Stein und Einfühlsamkeit) sehen und sie Ihnen, lieber Leser, als Geschichten mit Hintergrund präsentieren.

Viele von uns haben und hatten schon Erlebnisse mit Heilsteinen und Mineralien und sicher empfinden Sie so ähnlich wie ich! Ich war immer auf der Suche nach Erklärungen und Bestätigungen dieser meiner Erlebnisse und Erfahrungen. Ich traute mir und diesen Wahrnehmungen halt einfach mal wieder nicht und machte mir damit das Leben ganz schön schwer.

Bei mir halten sich Intuition, Wahrnehmung und Gefühl gut die Waage mit wissenschaftlichem Denken. Wie wir wissen, ist nicht alles, was zwischen Himmel und Erde geschieht, wissenschaftlich nachweisbar, weil eben oft so feinstofflich und daher nicht messbar. Aber so manches wissenschaftliche Modell erleichtert das Verständnis von stofflichen oder feinstofflichen Vorgängen. Deshalb möchte ich diesem Bereich im zweiten Teil des Buches einen gewissen Raum einräumen, ohne jedoch den Fluss der Erlebnisse zu unterbrechen oder die Spannungsmomente zu beeinträchtigen.

Was die veränderliche Ladung der Kristalle betrifft, verhalf mir das Schalenmodell von Niels Bohr zu umfassenderem Verständnis. Dieses Modell besagt, dass das Atom aus einem Kern (Proton und Neutron) besteht und den Schalen, auf denen die Elektronen in bestimmten Gesetzmäßigkeiten angeordnet sind. Die Elektronen sitzen aber nicht fest, sondern sie schwirren um den Kern, auf ihren jeweiligen Schalen, herum. Unter besonderen Bedingungen springen sie auch von einer Schale auf die andere und wieder zurück, was beweist, dass Materie – und somit auch Kristalle – nicht wirklich starr und ohne Bewegung ist. Jedes der verschiedenen Atome besitzt eine unterschiedliche Anzahl dieser Elektronen und damit eine unterschiedliche Ladung. Da Steine und Mineralien aus unterschiedlichen Stoffen bestehen (Bergkristall zum Beispiel aus Atomen von Silizium und Sauerstoff), die jeweils ihren eigenen Aufbau haben und zu einem Kristallgitter zusammengesetzt sind, gibt es Wechselwirkungen in diesem Gitter, weil auch hier die Elektronen hin und her springen.

Und wie dieses Kraftfeld mit uns Menschen in Aktion treten kann, darüber denke ich im folgenden Teil im Zusammenhang mit Erfahrungen nach, die ich im Laufe der Jahre machen durfte.

Ich lade Sie ganz herzlich ein, mich dabei zu begleiten und sich dabei auch Ihre eigenen Gedanken zu machen. Ich biete Ideen an, die eventuell zu Ihrem besseren Verständnis beitragen können – endgültige Lösungen kann ich leider nicht bieten.

Wenn ich nun damit beginnen will, meine Erfahrungen mit Steinen, Mineralien und Kristallen niederzuschreiben, weiß ich gar nicht so genau, wann, wie und wo alles begonnen hat. Ich kann mich erinnern, dass ich schon als Kind oft am Ufer des Mains saß. Ich hatte dort im Gebüsch meinen »Privatstrand«, wo ich Kieselsteine und natürlich auch Muscheln, Schneckenhäuser und dergleichen sammelte und versteckte, denn meine Eltern waren nicht so begeistert, wenn ich das, was sie als Dreck bezeichneten, nach Hause schleppte.

Später bekam ich selber Kinder und unterstützte sie beim Sammeln von Holzstücken, Ästen und beim Spielen im Dreck, was mir viele verständnislose Blicke bei der Familie und sogar im Freundeskreis einbrachte. Aber das war ja ganz egal, denn uns hat es Freude gemacht!

Ob diese von mir geförderte Spielfreude und Naturverbundenheit auch später noch Bestand hat, wird sich zeigen.Vielleicht spielen sie ja eines Tages mit ihren Kindern, Nichten und Neffen an Flussufern, lassen sie Muscheln und Schneckenhäuser sammeln und daraus Ketten fädeln oder aus Rinde Boote schnitzen. Viele Menschen leben das erst richtig mit den eigenen Kindern oder Nichten und Neffen aus, weil sie, wenn sie mit Kindern zusammen sind, eher loslassen können.

Meine Steinfühlsamkeit ist extrem stark ausgeprägt, genauso wie meine anderen Empfindsamkeiten. Ich wusste als Kind nur, dass, mich Dinge, wie schön geformte oder eigen gefärbte Kiesel, sanft plätschernde Wellen und eigenartig geformtes Treibholz, das aussieht, wie eine kleine Schlange oder ein kleiner Aal, ins Land der Träume entführen. Aber ich weiß erst heute, nach vielen Jahren, dass ich, wenn ich diese Dinge sammelte, meiner Schamanennatur (die sich durch starke Naturverbundenheit auszeichnet) folgte. Auch der Duft dieser kleinen Bucht am Main, die zugewachsen und verwildert war, dieser Geruch nach trocknenden Wasserpflanzen und morastigen Schilftümpeln, belebte mich ungemein. Das war meine Freiheit, da durfte ich ganz ich selbst sein, da redete mir niemand dazwischen, das war mein tropisches Eiland und ich war die Inselkönigin. Ich entdeckte lebende Miesmuscheln, untersuchte sie auf das Genaueste, fand Fischlaich, in dem die kleinen Embryos zuckten und erlebte sogar einige Tage später das Schlüpfen dieser Brut mit.

Wenn ein Schlepper den Main hoch- oder herunterfuhr, oder sich sogar zwei auf meiner Höhe begegneten, kamen die Wellen angerauscht, stiegen immer höher und ich fühlte mich, als wäre ich am Meer. Da tanzte mein Herz und ich rannte aufgeregt an der etwa fünf Meter langen Brandungszone meiner kleinen Bucht hin und her.

Genauso zappelig werde ich auch heute noch, wenn sich ein Sommergewitter nähert. Da treibt mich eine unerklärliche Unruhe um, mein Puls rast, und mein Blutdruck steigt. Wenn sich das Wetter dann endlich entlädt, stehe ich am Fenster, oder sogar draußen im Regen, und blühe auf. Früher machte ich dann regelrechte Regentänze. Mit manchen Tieren kann man solche aufregenden Gewitter-Erfahrungen teilen. Vor einigen Jahren hatte ich regelmäßig einen uralten Kater zu Besuch, der saß bei solchen Sommergewittern mit mir am offenen Eingang des Wintergartens am Boden und drückte mir seine Pfote in die Handfläche und blinzelte mich dabei an. Wie ein alter Hexenmeister, der weiß, was in seiner Schülerin vorgeht.

Meine Steinbegeisterung war für mich als Kind nichts Besonderes. Die Steine fühlten sich für mich einfach nur schön an. Ich kraxelte auch mit Vorliebe auf Felsen und in Höhlen herum und fühlte dort eine besondere Energie. Aber so richtig zum Durchbruch kam die Sensibilität für Steine im Rahmen meiner Ausbildung zur Heilpraktikerin. Ich hatte ein Seminar für Fußreflexzonenmassage besucht. Zum Schluss zeigte uns unsere Seminarleiterin noch, wie wir parallel zu den Reflexzonen, die wir am Fuß behandeln, Halbedelsteine auf die entsprechenden Körperbereiche auflegen und aktivieren können. Ich muss zugeben, dass ich das zunächst für blanken Unsinn hielt – aber ich ließ mich auf einen Versuch ein. Ich legte mir einen Rosenquarz auf die Herzgegend und ließ mich an den Füßen an der entsprechenden Zone behandeln. Plötzlich stieg eine Wärme in mir hoch, lief wie eine Welle durch meinen Körper und ich begann zu weinen. Ich weinte die ganze Anspannung des gesamten Wochenendes aus mir heraus. Das war die Initialzündung, da kam die Steinlawine, die vorher immer mal wieder bröckelte, so richtig ins Rollen und tut es noch heute, mal stärker, mal schwächer.

Ich weiß, es gibt schon sehr viele Bücher über Steine, und eigentlich möchte ich zu dieser Flut nicht auch noch beitragen. Meine Absicht ist, Ihnen Mut zu machen, auf eigene Faust, ohne Vorgaben, wozu welcher Stein in welcher Farbe und welcher Struktur hilfreich sein kann, Ihrer eigenen Eingebung, Intuition zu vertrauen bei der Entscheidung, welchem Helfer Sie sich anvertrauen wollen.

Ich habe die Erfahrung gemacht, dass man sich auf der Suche nach einem hilfreichen Kristall am besten treiben lässt, den einen oder anderen in die Hand nimmt und hineinspürt. Mit etwas Glück ist der Richtige dabei. Das spürt man dann schon! Verlässt man sich zu starr auf irgendwelche Vorgaben, dass der benötigte Helfer unbedingt grün oder rosa sein muss, sechseckig oder würfelförmig, man aber das Gefühl hat, das Herz geht einem auf, sobald man zu einem andersfarbigen Kristall greift, würde man sich selbst, hörte man nicht auf seine Intuition, durch Festlegungen auf Regeln die Chance zur Heilung rauben.

So viel wusste ich aber damals noch nicht, also besorgte ich mir nach und nach die klassischen Reinigungs- und Aufladesteine. Trotzdem, und weil ich immer wieder neugierig bin und gerne selbst experimentiere, nahm ich Steine mit in den Wald, suchte und fand einen wunderschönen, von der Sonne beschienenen Platz an einem sprudelnden Bach, und hielt die Kristalle ins eiskalte saubere Wasser. Dabei visualisierte ich die ganze Zeit über, dass das

Wasser die energetischen Verschmutzungen aus ihnen herauszieht und davonträgt. Danach legte ich all die gereinigten Kristalle auf Steinblöcke in die Sonne, um sie trocknen zu lassen. Ich selbst hab mich auch gesonnt und es war eine Freude, sich vorzustellen, dass die Steine dies genau wie ich genossen haben.

Um meinen Weg zu den Steinen nachvollziehbar zu machen, möchte ich aber doch zur Erklärung folgende Auflistung geben:

1. Chakrasteine

Ich hatte anfangs, wie gesagt, noch gar keine Ahnung von Steinen, und hielt mich so erst mal an die Empfehlungen eines Buches über Chakren. Das sind, einfach erklärt, Energiezentren unseres Körpers und wenn diese blockiert sind, kann es zu Unwohlsein oder gar Krankheiten kommen. Jedem Chakra ist eine bestimmte Farbe und ein entsprechender Stein zugeordnet:

Basischakra, Wurzelchakra = Steißbeinbereich
Dunkles Rot
Roter Jaspis

Nabelchakra = Solarplexusbereich
Orange
Karneol

Milzchakra = unterer Brustkorbbereich
Gelb
Citrin

Herzchakra = Bereich der Thymusdrüse (Herzhöhe)
Grün/rosa
Aventurin/Rosenquarz

Halschakra = Kehle/Halsansatz
Hellblau/türkisfarben
Chalcedon/Türkis

Stirnchakra = Stirn, zwischen den Augenbrauen
Blau
Sodalith/Lapislazuli

Scheitelchakra = wo früher die Fontanelle war, evtl. tastbar
Klar/weiß/gold
Bergkristall

Das war nun erst einmal ein Richtwert, aber ich war stolz und dachte, ich hielte jetzt die Welt in den Händen mit meinem Chakraset, das ich mir natürlich sofort kaufte, beziehungsweise geschenkt bekam!

Laut Buch und Therapeutin brauchte ich jetzt noch einen Hämatit, um die Steine zu entladen und eine Bergkristallgruppe, um sie wieder aufzuladen. Auch mit Salz sollte man die Steine reinigen können. Als ich nach einer solchen Empfehlung – aus einem Buch – meinen Türkis und meinen ganzen Stolz, den Lapislazuli, mit Meersalz entladen wollte, erlebte ich meine erste herbe Enttäuschung: Sie verloren fleckenweise ihre wunderschöne Farbe. Zwar waren es echte Steine – aber leider keine Halb-Edelsteine, wie es den Anschein gehabt hatte. Ganz schön »geschönt«!

Dafür hat mich ein Hämatit angenehm überrascht. Eigentlich war er dazu gedacht, neuerworbene Steine zu reinigen. Aber Not lässt einen manchmal experimentieren. Obwohl er so unscheinbar aussieht, hat er doch eine enorme Kraft! Ich hatte arge Menstruationsbeschwerden und steckte spielerisch (wie ich eben mit meinen Steinen und Kristallen umgehe, nach dem Motto: Man kann`s ja mal versuchen) je eines dieser Exemplare in jede Hosentasche. Innerhalb der nächsten Stunden reduzierten sich die Schmerzen auf ein Minimum, einfach phänomenal!

Auch heute noch, Jahre nach diesen Aufzeichnungen, helfe ich mir mit diesen speziellen Steinen. Offensichtlich habe ich in solchen Situationen, wenn ich mich mit bestimmten Schmerzen herumquäle, genau die »richtige« Frequenz, dass die Hämatite mit ihrer Frequenz in Resonanz zu mir gehen und mich vom Schmerz befreien können.

Wenn ich mich einfach nur allgemein unwohl fühle, haben andere Steine, etwa ein Tigerauge, bei mir genau die richtige Frequenz.

Das Prinzip der Resonanz kann man sich so erklären: Habe ich zwei Stimmgabeln mit einer bestimmten Frequenz, zum Beispiel 440 Hertz (also 440 Schwingungen pro Sekunde) und schlage eine davon an, so beginnt die zweite mitzuschwingen, obwohl sie gar nicht angeschlagen wurde. Sie wird durch die erste angeregt, weil sie durch ihre physikalischen Eigenschaften (Material, Form, Beschaffenheit), die Bereitschaft hat, bei 440 Hertz zu schwingen.

Also ist mein Stein mit seiner ihm eigenen Frequenz zu vergleichen mit der einen Stimmgabel, und ich, weil ich gerade die gleiche Frequenz habe, mit der anderen. Durch das Schwingen in Bewegung gesetzt, können Blockaden, die Schmerzen und Missbefinden erzeugen, durchbrochen werden. So fühlt es sich für mich jedenfalls an!

Ich habe schon sehr viele esoterische Steinebücher gelesen, in denen von Wesenheiten und Geistern, Programmierungen der Inkas und Mayas und anderer alter Völker die Rede war, und wehre mich innerlich stark gegen diese Interpretationen. Das ist mir einfach zu abgehoben, also versuche ich, vernünftige, realistische Erklärungen zu finden. Obwohl ich mir manchmal wirklich nicht erklären kann, was passierte, wenn ich einen Stein in die Hand nehme und plötzlich das Gefühl habe, als würde kühles Wasser durch meine Adern fließen … Ist das ALLES mit dem Gesetz der Resonanz zu erklären?

2. Baumärkte und Kaufhäuser

sind manchmal wunderbare Fundorte. Dort begegnete mir mein bisher schönster und klarster Bergkristall! Sein einziger äußerer »Makel« und wahrscheinlich der Grund, warum er bei den günstigen Exemplaren gelandet war, ist eine abgeplatzte Kante. Aber sonst ist er so klar, einfach nur wunderschön mit seinen eingeschlossenen Wassertröpfchen, die regenbogenfarbene Stellen erzeugen, sobald das Sonnenlicht darauf fällt … In einer Packung Deko-Steine für Zimmerbrunnen fand ich einmal sage und schreibe acht Tigeraugen in Trommelsteinqualität.

Ich schleppte meine »Beute« nach Hause, strahlend, hocherfreut und mit klopfendem Herzen, denn was da alles als Dekosteine bezeichnet wurde, war für mich ein echter Schatz. Ich breitete diesen auf dem Tisch aus und sortierte erst mal nach Farben. Ich schlug in meinem damaligen sehr umfangreichen Lieblingsbestimmungsbuch nach, um den Kindern Namen zu geben. Ich las auch die Interpretationen und Zuordnungen zu Krankheitsbildern. Ich muss im Nachhinein sagen, dass viele meiner Erfahrungen, die ich spielerisch, unbefangen und teilweise auch leichtsinnig gemacht hatte, sich mit diversen Zuordnungen in Büchern deckte. Trotzdem wollte ich mich nicht festlegen lassen und vertraute immer meinem Spieltrieb und meinem Gefühl. Auch wenn ich auf diese Weise das eine oder andere Mal unangenehme Folgen hatte, wie ich später noch berichten werde. Aber Veränderung, Bewegung und Heilung sind einfach nicht immer nur angenehm.

Einmal legte ich mir, ich weiß nicht, welches übermütige Verlangen mich dazu bewegt hatte, einen Gagat auf die Stirn, zwischen die Augenbrauen. Ich schlief ein, wachte eine halbe Stunde später auf und war ziemlich benommen. Doch das war nur der Anfang. Ich bekam für den Zeitraum von einer Woche mein Schleudertrauma, das ich mir sieben Jahre zuvor bei einem schweren Autounfall zugezogen hatte, mit allen unangenehmen Begleiterscheinungen zurück: schlimme Kopfschmerzen, ein völlig verspannter Nacken, Übelkeit, Schwindel. Ich kann nur vermuten, dass der Gagat eine Art Aufarbeitung des zwar körperlich verheilten, psychisch jedoch noch nicht bewältigten Problems in Gang gebracht hatte. Klingt fast ein wenig unheimlich, nicht wahr? Aber erscheint uns nicht alles unheimlich, was wir mit der Vernunft nicht erklären können?

Es ist wirklich und beim besten Willen nicht vernünftig erklärbar, was da vorgegangen ist. Aber vielleicht muss man ja nicht immer alles verstehn und kann es einfach als gegeben hinnehmen!

Und doch lässt mich die Idee nicht los, dass durch einen entsprechend starken, sprich resonanten Stein ein aktueller Zustand, der latent vorhanden ist, sozusagen wieder ins Bewusstsein gehoben und bis zur Eskalation gesteigert wird, sodass er »umkippt« und somit zur Lösung des untergründig vorhandenen Zustandes oder Problems führt.

Voraussetzung hierfür ist allerdings die Bereitschaft des Betroffenen, diesen Weg auch zu gehen und letztlich loszulassen!

Jedenfalls war mir von nun an klar, dass man mit den Steinen nicht allzu unbekümmert umgehen sollte!

Was mir ab jetzt an Büchern über Steine in die Hände fiel, verschlang ich buchstäblich, aber allmählich fiel mir auf, dass die verschiedenen Autoren unterschiedliche Zuordnungen anboten. Zudem bemerkte ich, dass den gewöhnlichen Steinen, die man am Wegrand findet, keine Heilwirkung zugeschrieben wurde, was ich bis heute sehr schade finde, denn auch ein schöner, rund geschliffener Bachkiesel hat (unter Umständen schon allein durch sein Aussehen) eine positive Wirkung auf das Gemüt.

Es kann aber auch physikalische Gründe haben, wenn uns ein Stein, wie eben dieser blankgeschliffene Bachkiesel, anzieht. Man muss sich vorstellen, dass solch ein Stein über Wochen und Monate in einem Strudel gefangen war, dabei immer glatter und glatter geschliffen wurde und sich dabei, durch die ewige Reibung, aufgeladen hat. Dieser Stein trägt nun eine Energie in sich, eine Frequenz, mit der die Elektronen zwischen den Atomen herumschwirren, und diese passt möglicherweise gerade haargenau zu unserem eigenen aktuellen Energiezustand. Der Stein schwingt mit uns – und wir mit ihm. Und wenn wir eine Blockade haben, bedingt durch Angst, Kummer, Sorge, wenn wir uns verschließen und nichts mehr durchlassen können, dann bewegt dieser Stein etwas in uns!

Einmal saß ich auf meinem Balkon und hatte meine liebsten Steine um mich herum zum Sonnetanken verteilt. Ich weiß nicht mehr, warum, jedenfalls hatte ich ein etwas beklommenes Gefühl. Ohne lang zu überlegen griff ich mir einen Stein, den ich mir vor einigen Jahren von La Gomera mitgebracht hatte, einen porösen und doch schweren faustgroßen Burschen, und legte ihn mir direkt auf das Brustbein. Er war von der Sonne aufgewärmt! (Dazu muss man sagen, dass es damals die Hot-Stone-Therapie noch nicht gab). Ich hatte plötzlich das Gefühl, dass ein Schwall Energie durch mich hindurchfließt und ich musste unvermittelt laut auflachen. Auf einmal war alles gut! Eigenartigerweise war dieser Effekt nicht wiederholbar. Dazu hätte ich wahrscheinlich in genau derselben Stimmung sein müssen.

Manchmal nehme ich einen meiner Steine in eine oder beide Hände, und obwohl der Stein eiskalt ist, werden meine Hände ganz heiß!

Am nächsten Tag passiert mit ebendiesem Stein überhaupt nichts. Das brachte mich zu der Vermutung, dass ein Stein nicht generell bei jedem Symptom hilfreich ist. Auch wenn mein Zustand ähnlich gewesen wäre, hätte ich doch eventuell einen anderen Helfer »konsultieren« müssen. Jeder Stein hat unter bestimmten Umständen, wie zum Beispiel Wärmezufuhr durch Sonne oder Körpertemperatur, eine bestimmte Frequenz, die, um helfen zu können, eine entsprechende Resonanz benötigt.

Das bringt uns zu der Frage:
Was macht Heilsteine zu Heilsteinen?

In den vielen Bücher über Steinheilkunde werden Steine, Mineralien und Kristalle gerne bestimmten Planeten, Sternzeichen und -konstellationen zugeordnet. So sollte sich beispielsweise jemand, der im Sternzeichen Wassermann geboren wurde, einen hellblauen Stein zulegen. Das ist meiner Meinung nach viel zu allgemein. Nicht jeder Wassermann ist von seinen Anlagen her gleich und wenn das so einfach wäre, bräuchte man ja nur zwölf verschiedene Steine, Kristalle, Mineralien, um den gesamten Tierkreis abzudecken!

Auch werden die Steine gerne den Chakren zugeordnet, sieben Stück an der Zahl. Auch diese werden wieder bestimmten Farben zugeordnet. Wenn man also zum Beispiel Wassermann ist und Probleme mit dem Hals hat, kann man Geld sparen, denn beidem wird ein hellblauer Stein zugeordnet.

Bestimmten Steinen wird aufgrund dieser und weiterer Kriterien und deren Kombinationen eine bestimmte Eigenschaft zugeschrieben. Und dann wird kategorisch dieser bestimmte Stein verordnet, oder gar mehrere: einer fürs Tierkreiszeichen, einer für das Chakra, das gerade blockiert ist und einer, der den gerade vorherrschenden Ungleichgewichtzustand im Energiehaushalt durch die entsprechende Farbe beheben soll.

Vergessen wird dabei, dass es um Individuen geht und man die verschiedensten Punkte beachten muss. Das ist vergleichbar mit homöopatischen Mitteln: Zwei Menschen haben genau die gleichen Symptome, aber ein guter Homöopath wird nach gründlicher Untersuchung sicherlich nicht dasselbe Mittel verschreiben – was dem Einen hilft, muss noch lange nicht für den anderen geeignet sein, ganz einfach, weil die körperlichen Grundvoraussetzungen völlig verschieden sind.

Die Arbeit mit Steinen sollte ähnlich gehandhabt werden, nämlich einfühlsam, hellsichtig und feinfühlig.

Wenn ich im Steineladen meiner Wahl bin, liebe ich es, diskret zu beobachten, wie sich manche Kunden an den Wänden mit den Vitrinen entlangtasten, zu den Aufbauten wechseln, wo Kristalle dekorativ drapiert sind, ihre Augen im Wettstreit mit den schönsten Stücken funkelnd. Sie nehmen das eine oder andere Stück andächtig in die Hand, fühlen hinein, bedecken es mit der andren Hand und spüren nur noch. Oft hat es dann schon gefunkt, die leuchtenden Augen sind das Indiz. Ein Kribbeln läuft durch die Fingerspitzen, ein Rieseln über das Handgelenk in den Unterarm, die Wangen und sogar die Ohren werden rot. Das ist, als hätte man gerade die große Liebe getroffen. Wenn dieser Kunde seinem Gefühl und seiner Intuition vertraut, kauft er den Stein sofort.

Mit Spannung schaut er zu, wie der wunderschöne Amethystkristall, den er unbedingt haben muss, und der sich so unbeschreiblich anfühlt und so starke Reaktionen in ihm auslöst, als hätte er etwas wiedergefunden, ein Stück von sich selbst … wie eben dieser Stein sorgfältig verpackt wird. Dabei möchte er am liebsten jetzt schon daheim sein, um den Stein nur zu spüren, zu fühlen, dieses Rieseln in den Adern zu kosten, ganz und gar eins und allein sein mit diesem wunderbaren Kristall.

Was ist das? Welcher Funke ist da gerade übergesprungen? Der glückliche Besitzer hatte wohl kein vorgefasstes Bild in sich, welchen Stein er gerade für welche Befindlichkeit brauchen würde. Er hat sich führen lassen, von seinem ureigenen Instinkt.

Aber was genau war es, das das Kribbeln verursacht hat, das Strahlen und die roten Wangen? War es Resonanz?

Liegt der Stein auf seiner Wellenlänge? Das mag sein.

Ein weiterer kleiner Erklärungsversuch: Alles, der Stuhl unter uns, das Glas in unserer Hand, wir selbst … alles besteht aus Atomen, die um sich herum eine jeweils feste Anzahl Elektronen haben, die auf verschiedenen Hüllen oder auch Schalen um sie herumschwirren. Diese Elektronen sorgen jeweils für die elektrische Ladung des Gegenstandes. Ihre Hand, lieber Leser, hat also eine Ladung und der Kristall, den Sie gleich in die Hand nehmen, ebenso.

Die Ladung Ihrer Hand (oder besser gesagt Ihres Körpers) ist nicht jeden Tag, nicht mal jede Stunde, gleich. Sie hängt ab von Ihren Gedanken, Ihrer Stimmung, von dem, was Sie gerade gegessen oder gedacht haben …

Die Ladung des Steines ist ebenfalls nicht immer dieselbe, sie hängt ab von der Außentemperatur, von der Beleuchtung, von dem Platz, auf dem er liegt.

Wenn die momentane Ladung des Steines zu der Ladung der Hand passt, dann gehen beide miteinander in Resonanz. Es klingt verrückt, aber man könnte sagen, der Stein »flutet« den Menschen. Ja, es fühlt sich an, als wenn eine kleine Flutwelle über Fingerspitzen, Handgelenk, Unterarme, Brustkorb … durch den ganzen Körper strömt und im Kopf verebbt und rote Bäckchen und strahlende Augen erzeugt.

Wie aber entsteht nun genau diese Energieflut?

Wir haben also die Atome und die Elektronen, die sich in großer Geschwindigkeit um sie herum bewegen. Wird Energie in Form von Licht oder Wärme zugeführt, wechseln die Elektronen auf ein anderes Energieniveau. Die aufgenommene Energie wird in Form von Licht oder Wärme wieder abgegeben. Das kann bei dem, der den Stein gerade hält, eine Art Feedback erzeugen.

Die Ladung des Steines ist in Resonanz mit der Ladung des Menschen. Das kann sich ganz schnell ändern, denn diese Ladungen sind sehr labil! Man muss nur an etwas Angenehmes oder auch Unangenehmes denken, schon produziert der Körper andere Säfte, Hormone – und dadurch auch andere Ladungen. Und schon passt der Stein nicht mehr. Es ist nicht leicht, für jede Befindlichkeit einen passenden Stein auf Lager zu haben und auch noch relativ schnell herauszufinden. Man muss einfach seine Feinfühligkeit trainieren und mit der Zeit ein Gefühl dafür entwickeln.

Doch Achtung! Es kann passieren, dass man meint, seinen Stein mit genau der richtigen Frequenz gefunden zu haben – und wenn man daheim angekommen ist und ihn erwartungsvoll auspackt, freut man sich immer noch an seinem Funkeln – aber es fehlt etwas. Man will es vielleicht nicht wahrhaben, aber das gewisse Etwas, das Strömen, das Strahlen – es ist verschwunden!

Der Grund hierfür ist ganz einfach: Die Frequenzen des Käufers und die des Steines haben sich verändert. Letzterer hat jetzt ein ganz anderes Umfeld, eine andere Umgebungstemperatur. Eines Tages wird es den Besitzer vielleicht wieder zu dem Schatz ziehen und sie können ihre elektrischen Ladungen wieder miteinander in Einklang bringen.

Doch was tun in der Zwischenzeit, vor allem, wenn man den Stein gekauft hat, um ein Leiden zu heilen, einen Zustand zu verbessern?

Nun, wer sagt denn, dass das im beschriebenen Fall nicht längst geschehen ist? Es war doch eindeutig eine Resonanz da, es ist doch etwas passiert! Eine solch heftige Reaktion verpufft doch nicht so einfach, ohne dass etwas zurückbleibt. Außerdem sollte man immer bedenken, dass eine solch extreme Reaktion ein eher seltener Glücksfall ist. Die meisten Helfersteine wirken eher subtil und sanft, aber dafür auch dauerhaft. Dann ist die oben geschilderte Kompatibilität der Ladungen Mensch-Kristall nicht so stark, aber immerhin noch so weit vorhanden, dass sich etwas verändert.

Ich besitze einen etwas mehr als walnussgroßen Turmalin-Rauchquarz. Der ist sehr schwer, und wenn ich ihn mir auf die Handfläche lege, am liebsten links, verlangsamt er meinen Pulsschlag. Ja, es ist wirklich er, denn das spielt sich innerhalb von Sekunden ab.

Das tat er schon, als er zu mir kam. Ich war mal wieder auf dem Flohmarkt, das Wetter war nasskalt und windig und mich trieb eine sehr niedergeschlagene und nervöse Stimmung um. Wir wollten gerade wieder gehen, als ich einen Stand mit Steinen entdeckte. Kurze Zeit später kroch ich schon auf dem Boden um die Kisten herum, die jede Menge Steine und Kristalle enthielten. Ich war hochkonzentriert, wie so oft in solchen Momenten, und spürte mich durch. Der Händler sagte zu meinem Lebensgefährten: »Kauf dem

Mädchen einen Stein, sie guckt so traurig!« Da hatte ich meinen neuen Freund schon zum ersten Gefühlstest auf der Handfläche liegen und lächelte seelig, während mein Herz langsam aber sehr kräftig schlug. Dass er mitging war klar und der Händler freute sich an meinem Strahlen.

Bei diesem Stein war es eine andere Form von Liebe, nicht die heiße, alles überflutende des Amethyst-Kristalls aus der vorigen Geschichte, die sich in ihrer Vergänglichkeit als Strohfeuer herausstellen kann. Es ist eine beständige, kräftigende und besänftigende Wirkung mit Gewicht! Bei ihm fühle ich sogar kleine Stiche auf der Handfläche – vielleicht sind das Akupunkturpunkte, die haben ja auch eine Ladung! Wir beide haben offensichtlich eine gemeinsame Grundfrequenz. Das ist wie eine alte Liebe, zuverlässig, sicher, ohne besondere Highlights, die nur aufpeitschen und verunsichern.

Ich bin seit langer Zeit der Meinung, dass Kristalle ein Wesen haben, bzw., dass ihre Ausstrahlung ihnen etwas Wesenhaftes verleiht.

Jeder Stein hat seine ganz eigene, unverwechselbare individuelle Kristallstruktur. Natürliche Kristalle haben Einschlüsse aus Wasser, Luft und Mineralien. Diese sind in Wechselwirkung miteinander, wodurch Spannungen entstehen, die einem Gewitter gleichen.

Solche feinen Gewitter sind für besonders sensible Menschen spürbar.

Hierauf basiert nun auch die Steinheilkunde: Jedes Organ, jeder Organismus hat die ihm eigene Frequenz an Eigenschwingung. Kommt dieses Organ und dieser Organismus aus seiner Schwingung heraus, kann eine Krankheit entstehen. Sucht und findet man dann etwas (eine Pflanze, ein Metall, einen Stein oder Kristall), das die verlorengegangene Schwingung trägt und den Organismus daran erinnern kann, so ist es möglich, dass dieser wieder in seine eigene, nur vergessene Schwingung, seine Frequenz zurückfindet.

profitieren ebenso von der Kraft der Steine. Ich bekam eine Riesen-Dieffenbachia geschenkt, eine kräftige großblätterige Zimmerpflanze. Da wir renovierten, landete sie auf dem Balkon und ich muss zu meiner Schande gestehen, dass ich sie in der prallen Sonne stehenließ und sie einen heftigen Sonnenbrand bekam, sodass ihre Blätter welkten und abstarben. Dabei verlor sie unglaublich viel Pflanzensaft, sie verblutete also beinahe. Glücklicherweise hatte ich zwei größere Brocken stark eisenhaltigen Gesteins von den Magnetfelsen in der Nähe der Burg Frankenstein bei Darmstadt, zu Hause. Eigentlich nur, um den Stängel zu stützen, legte ich die beiden Steine auf die Erde des Topfes. Wunderbarerweise kam nach ein paar Tagen ein neues Blatt zum Vorschein, obwohl die Pflanze noch nachblutete. Mittlerweile ist ein halbes Jahr vergangen und sie hat sich weitgehend erholt.

Vielleicht hat das starke Magnetfeld der Steine das Energiefeld der Pflanze gestärkt. Anders kann ich mir diesen enormen Heilerfolg nicht erklären. Natürlich musste die Pflanze sofort ein neues Blatt bilden, denn alle anderen waren abgestorben, und um weiter existieren zu können, musste sie Fotosynthese betreiben und das geht eben nur mit Blättern. Aber ohne die Unterstützung ihres Magnet- oder Energiefeldes wäre das wahrscheinlich nicht möglich gewesen.

Mein Kater Leo liebte es, wenn ich einige von meinen Steinen auf eine bestimmte Stelle auf den Boden legte. Dann rollte er sich behaglich schnurrend darin herum, oder beleckte sogar den einen oder anderen Stein.

Am meisten liebte er meine Moqui Marbles, von denen ich später noch berichten werde.

Meine später auftauchende Besuchskatze Mohr war eines Tages, als ich von einer Steinbörse zurückkam, ganz besonders aufgeregt und konnte es kaum erwarten, dass ich auspackte. Es war, als wüsste sie schon, was in der Tasche war. Unter anderem hatte ich einen 24 Zentimeter hohen Kathedralenrauchquarz ergattert. Schön, schwer, geheimnisvoll, naturbelassen, dunkel! Mohr saß neben mir auf dem Stuhl und sah zu. Als aber der Rauchquarz zum Vorschein kam, war Mohr nicht mehr zu halten. Er sprang auf den Tisch – was er sonst so gut wie nie tat – und strich heftig schnurrend um den Stein. Vielleicht hat er sich da noch ein bisschen Lebensenergie geholt, denn er war sehr alt und sehr krank und starb leider einige Wochen danach. Aber er liebte es, unmittelbar dabei zu sein, wenn ich mich mit meinen Steinen befasste. Er saß dann neben mir und legte seine Pfote auf meinen Arm, wenn er mit einbezogen werden wollte.

Im Nachhinein ist mir dann eingefallen, dass Rauchquarze durch radioaktive Strahlung dunkel werden. Kann es sein, dass sie diese Strahlung in kleinen Dosen abgeben, und dass dadurch Schwäche- und Krankheitszustände gebessert werden können, wenn sie noch nicht zu weit fortgeschritten sind? Bei Mohr war es leider schon zu spät, er hatte Rheuma, möglicherweise sogar FIV (Katzenaids) und völlig kaputte Nieren. Aber wenn es ihm sehr schlechtging, habe ich mit ihm meditiert. Wir lagen dann zusammen auf dem Teppich, ich schloss die Augen, stellte mir seinen Körper vor und ließ ein schönes reinigendes Licht durchfließen. Er fing dann an zu ächzen, stand auf, kam die paar Schritte, die er von mir entfernt gelegen hatte, zu mir, mauzte mir heiser ins Ohr, zog mit seiner Pfote an meiner Schulter und marschierte zum Futternapf. Das war wie eine Kurz-Kur für ihn, seine Schmerzen waren erträglicher geworden und er hatte wieder Hunger. Er suchte, wo er konnte, meine Nähe und wenn das nicht möglich war, saß er oft auf dem Fensterbrett beim großen Rauchquarz. Da hatte er seine Resonanz! Schade, dass ich ihn nicht fragen konnte, wie er die Steine erlebt hat, denn ich glaube, Katzen tun sich viel leichter im Erfahren von Energien. Ich spüre durch meine Sensitivität ja schon sehr viel, aber ich glaube, ich mache mir auch viel davon wieder kaputt, indem ich versuche, zu analysieren, zu beweisen, was ich sehe, spüre, höre, rieche. Indem ich es hinterfrage, verliert das Erfahrene, das Erspürte seine Kraft.

Wie kommt es zum Beispiel, dass wir Menschen es spüren können, wenn uns jemand hinter unserem Rücken beobachtet? Sind das Überreste von Feinfühligkeit? Wenn unsere Hofkatze ganz innig mit ihrem Fressen beschäftigt ist, mit dem Rücken zu mir, und ich völlig bewegungslos am geschlossenen Fenster stehe und ihr zusehe, dreht sie sich sofort um und schickt mir ein Miau hoch. Tieren, vor allem Katzen, traut und gesteht man das zu. Wenn Menschen dies von sich behaupten, werden sie schief angeschaut.

Jetzt aber wieder zu den Steinen und ihren Energien!

4. Steinketten

waren mir anfangs sehr suspekt, um nicht zu sagen zuwider. Erstens bin ich nicht der Typ Frau, der sich schminkt, schmückt und »durchstylt«, sondern eher jemand, der Wert auf praktische Kleidung und natürliche Ausstrahlung legt. Zweitens sah ich es als eine Verletzung der Steine an, sie zu durchlöchern, zurechtzuschneiden und zu polieren.

Aber ich sah mit der Zeit ein, dass der Stein gerade durch solche Behandlung erst die Ausstrahlung bekommt, die ihn für die meisten Menschen interessant macht. Und oft kann, wie bereits erwähnt, allein schon die Freude über einen strahlenden, leuchtenden Stein heilend wirken. Und wie sonst sollte man Steine um den Hals bzw. am Körper tragen, wenn nicht aufgefädelt und somit zwangsläufig durchlöchert?

Immerhin hat sicher auch der geschliffene und durchbohrte Stein seine ganz spezielle Frequenz. Ich kenne einen Fall, in dem eine Frau über längere Zeit hinweg eine Kette aus Bergkristallperlen trug. Es ging ihr zu der Zeit sehr schlecht. Eines Abends wollte sie die Kette ablegen und sah dabei, dass die Perlen innerlich geplatzt und gerissen waren und aussahen, wie Eis mit Rissen darin. Sie wirkten, als hätte sie jemand in den Schraubstock eingespannt und so lange Druck ausgeübt, bis sie innerlich gerissen waren. So hatte sich auch die Trägerin des öfteren gefühlt. Daher war sie sehr erschrocken, als sie das sah! Vielleicht hatte sie ihre Spannungen auf oder über die Kette abgeleitet – natürlich unbewusst, denn wer kommt schon auf die Idee, dass die Steine uns etwas abnehmen könnten von unserem Leid. Und doch erscheint es mir auch hier wieder so, als sei durch den Stein ein bestehender Zustand weitergeführt und gesteigert worden, bis zur Eskalation. Die Spannung wurde über die Kette abgeleitet, und durch diese Erleichterung konnte die Heilung in Gang kommen.

Ich habe einmal über Monate hinweg beinahe ununterbrochen eine Kette aus Rutilquarzkugeln getragen. Ich hatte sie zufällig kurz vor Ladenschluss bei einem fliegenden Händler entdeckt und sie spontan gekauft. Die Kette und ich wurden schier unzertrennlich, und merkwürdigerweise begann fast zeitgleich für mich eine anstrengende arbeitsreiche Zeit. Probleme über Probleme, die ich aus Schwäche beiseite geschoben und verdrängt hatte, tauchten wieder auf und verlangten ihr Recht, Beachtung und Bearbeitung! Irgendwann war das Schlimmste vorbei und bald darauf riss die Kette entzwei. Ich fädelte sie neu auf, aber gleich darauf riss sie wieder. Ihre Zeit war offensichtlich abgelaufen. Jetzt liegt sie bei meinen anderen »Juwelen« in der Vitrine und erholt sich.

Und auch ich hatte das Bedürfnis, mich zu erholen, denn über Monate hinweg in den Sümpfen der Vergangenheit herumzuwühlen, immer mal wieder darin zu versinken und schlammtriefend wieder aufzutauchen, dazu mögen Leute, die hohe Ansprüche an sich haben, und auch noch sehr einfühlsam sind, neigen. Doch das ist auf Dauer nicht nur reinigend, sondern auch sehr kräftezehrend.

Ein im wahrsten Sinne des Wortes aufregendes Erlebnis hatte ich mit meiner Kette, die aus Achat, Karneol und Botswana-Achat bestand.

Ich war in einer etwas gedrückten Stimmung und beschloss daher, ein Afrika-Festival in der Nähe zu besuchen. Die Sonne strahlte mit all ihrer Kraft auf die bunten Stände, aber selbst die freundlichsten Gesichter konnten mir kein Lächeln entlocken. An einem der letzten Stände, kurz vor dem Ausgang, hing meine künftige Kette und leuchtete in der Sonne. Sie bestand aus Karneol-Perlen, welche die Form und Größe von Eicheln hatten, sowie einem circa fünfmarkstückgroßen Anhänger aus an sich eher unscheinbar aussehendem rosa-bräunlichem Botswana-Achat. Aber in der Sonne (und kurz darauf an mir) strahlte er fast wie Feuer. Ich bekam richtiges Herzklopfen und nach einer Viertelstunde musste ich sie abnehmen, weil sie zu stark energetisierend für mich war. Auf dem Heimweg hängte ich sie an den Innenspiegel des Autos und wir fuhren in die untergehende Sonne, welche die Kette zum Leuchten brachte. Zu Hause reinigte ich sie und legte sie mir für den Rest des Tages um. Ich sprühte vor Kraft und Tatendrang, wurde von allen Seiten angestrahlt – und brach abends, als ich die Kette abgelegt hatte, zusammen.

Das jagte mir erst einmal einen gewaltigen Schrecken ein, und ich verstaute sie vorerst bei meinen anderen »Juwelen« in der Vitrine. Weil sie mich jedoch immer wieder anlachte, begann ich, mich behutsam an ihre energetische Unterstützung zu gewöhnen und trug sie stundenweise, immer ein wenig länger. Aber ich war und blieb vorsichtig mit ihr.

Auch heute, einige Jahre später, traue ich mich noch nicht so recht, sie anzulegen. Sie wirkt auf mich, wie auf andere Leute eine Kanne Kaffee – sie erzeugt eine starke unangenehme Überreizung! Als hochsensible Person muss ich damit genauso aufpassen, wie mit anderen überstimulierenden Einflüssen. Ich frage mich nur, wie das sein kann, denn bisher haben auf mich nur Steine gewirkt, die mit mir in Resonanz gegangen sind. Aber vielleicht habe ich auch, trotz Empfindsamkeit, einen Teil in mir, der gerne powert, oder gepowert wird. Aus dem Gesetz der Anziehung, welches besagt, dass man immer die Schwingung anzieht, in der man selbst gerade schwingt, müsste ich schließen, dass mir die Kette in einem energiegeladenen Zustand »zugeflogen« ist. Eigentlich war das aber nicht so, nur ihr Anblick, leuchtend in der Sonne, hatte meine Begeisterung geweckt. Und als ich sie anlegte, verstärkte sie diese Begeisterung fast ins Unerträgliche, sodass ich hinterher leer und ausgebrannt war. Was sollte ich daraus lernen, außer dem, vorsichtig zu sein und mit meinen Energien hauszuhalten?

5. Power-Armbänder

waren anfangs für mich nur ein neuer Trend, Massenware, eine neue Mode-Erscheinung. Wo man ging und stand, umschwirrten sie einen. In jedem Kaufhaus, jedem Schmuckladen, in esoterischen Buchhandlungen, auf Steinbörsen, Advents-, Oster-, und Weihnachtsmärkten waren sie zu unterschiedlichsten Preisen, mit den unterschiedlichsten Bedeutungen belegt, zu erstehen. Für Liebe, Glück, Erfolg, Schönheit, Reichtum. Wenn das alles von Power-Armbändern abhängig sein sollte, nein danke! Nix für mich!

Doch das eine oder andere Exemplar schlich sich doch in mein Herz und an mein Handgelenk. Entweder weil ich es superspottgünstig ergattert hatte und noch dazu die Anziehung stimmte, oder weil es eben nicht die Massenware repräsentierte, zumindest in meinen Augen.

Denn oft kommt mein Blick für das Echte zum Tragen. Wenn alle Sinne zusammenwirken, sieht, hört, fühlt und weiß man einfach, ohne die einzelnen Faktoren zu benennen, ob es stimmt! Im Laufe der Zeit habe ich Blick, Gehör und Gespür dafür entwickelt, welche Bänder aus echten Halbedelsteinen und welche aus Glas oder Kunststoff sind. Und ich fühlte ja auch, was mir diese Armbänder gaben. Ich musste sie nur in die Hände nehmen und hineinspüren, und entweder es lief wie Wasser, manchmal auch wie Honig durch meine Adern oder es passierte ... nichts. Kein Zeichen, alles stumm! Irgendwann merkte ich, dass ich bei besonderen Steinen einen hohen Ton hörte und je nachdem, ob das angenehm oder unangenehm war, wurde das Bändchen mein. Aber es musste eben alles stimmig sein. Die Summe aller Eindrücke bestimmte die Wahl!

Mittlerweile ist dieses leise Klickern und Rasseln am Handgelenk ein angenehmes Geräusch für mich und ich liebe es, in der Sonne zu sitzen und mir die einzelnen Kügelchen zu betrachten und dabei immer neue Einzelheiten zu entdecken. Mein Lieblingsarmbändchen hierfür ist ein Exemplar aus Sardonyx. Die Perlen sind schwarz-weiß-braun und weisen regelrechte Augen auf, die einen teils halbgeschlossen, teils weitgeöffnet anzuschauen scheinen. Dieses Kettchen verursachte mir einige Male ziemliches Unbehagen, wenn ich es trug und unter Leuten war. Ich hatte das Gefühl, eine Art Empfänger für alle möglichen Schwingungen zu sein. Als seien meine sowieso schon extrem empfindlichen Antennen noch einmal sensibilisiert worden. Mir wurde regelrecht übel, bis ich den Zusammenhang zwischen dem Kettchen und meinem Befinden bemerkte, und die Kette erst einmal ablegte. Jetzt trage ich sie gezielt, wenn ich mich auf jemanden speziell einstellen und die »Flöhe husten« hören will.

Diese Kette ging wirklich allzu gut mit mir in Resonanz und ich kam zu der Überlegung, ob die Steine vielleicht in gewisser Weise erst einmal Züge verstärken, die sowieso schon da sind, und sie durch Eskalation zum Umkippen bringen. Das würde bedeuten, dass sie einen Zustand auf den Höhepunkt, auf die Spitze treiben, bis er umkippt, alte Strukturen zerbrechen und neue Strukturen entstehen können. Wenn das wirklich so wäre, dann könnte man die Steine tatsächlich als enorme Entwicklungs- und Wachstumsbeschleuniger für uns Menschen sehen! Manchmal sanft, manchmal aber auch recht hart!

Das eine oder andere Kettchen intensivierte seine Farbe und Ausstrahlung erst durch das Tragen, was möglicherweise durch den

Hautkontakt zu erklären ist. Wenn wir durch den Kontakt zu unseren Steinen und Kristallen erstrahlen können, warum nicht auch sie durch uns?

6. Moqui Marbles

sind meine erdigen Freunde. Mich nervte der Kult, der um sie getrieben wurde. Viele Male sah ich sie irgendwo ausliegen, schlich drum rum und überlegte, ob ich sie tatsächlich brauchte. Aber in die Hand nehmen konnte man sie ja mal. Es fühlte sich angenehm an – und schon waren sie mein. Die Geschichten, die sich um sie ranken, klingen ja ganz romantisch. Aber die Theorie, dass sie aus Eisenoxid bestehen, mit einem Sandkern, und im Wasser durch Wirbel zu dem geformt wurden, was sie sind, spricht mich persönlich eher an.

Dass sie, wenn man sie in der Hand hält, bestimmte Reflexzonen anregen und durch ihren Eisengehalt möglicherweise ein schwaches, aber dennoch wirkungsvolles Magnetfeld haben, ist sicher nachvollziehbar.

Ich zumindest habe in dieser Richtung interessante Erfahrungen gemacht. Wie ich das mit all meinen neuen steinernen Lieblingen mache, trug ich auch meine beiden Morquis Marbles stundenlang mit mir herum, saß dann damit, in jeder Hand einen, vor dem Fernseher (wie unspirituell!), und musste plötzlich über irgendetwas herzhaft lachen. Bei jedem Lacher schoss mir ein Blitz über den Daumenballen der linken Hand in den Arm. Es frage mich bitte niemand, was das war, jedenfalls hatte ich einige Tage lang Nervenzucken in besagtem Daumenballen und Arm. Ich bin fast verzweifelt und versuchte, die Sache zu beruhigen, indem ich einen

Bergkristall als Energie-Staubsauger einsetzte. Nach einigen Tagen war – Gott sei Dank – wieder Ruhe, ob dank oder trotz meiner Maßnahmen, sei dahingestellt.

Ich kann mir heute noch nicht erklären, was da passiert ist, ich kann es nur vermuten. Da über die Neuronen (Nervenbahnen) elektrisches Potenzial läuft, also die Möglichkeit besteht, einen Impuls zu feuern und die Moquis aus Eisenoxid bestehen, also einen gewissen Magnetismus entwickeln, hat ein Zusammenspiel meines Biomagnetfeldes (oder Kraftfeld, Aura ...) mit den Moquis möglicherweise bewirkt, dass es zu einer Art überreiztem Schnellfeuer kam, und meine Neuronen irritiert waren. Aber auch hier kommt wieder das große »Aber«: Warum passiert nicht dasselbe, wenn ich einen Magneten in die Hand nehme?

Oder sollte auch in diesem Fall wieder das Gesetz der Resonanz wirken? Überreizung als Basis und Eskalation als Grundlage, die Nerven zu entladen und zu beruhigen. Eine zugegebenermaßen unangenehme Form der Heilung, vor allem, wenn man nicht weiß, was geschieht und wann Besserung eintritt.

Ansonsten verhalten sich die beiden wie all meine anderen steinigen Freunde:

Von Zeit zu Zeit ziehen sie mich in ihren Bann und treiben sich eine Zeitlang in meinen Händen, in den Hosen- und Jackentaschen herum, oder sie lassen sich von mir unauffindbar verlegen, bis ich sie im Frühjahr in einer zuletzt im Herbst getragenen Jacke oder Tasche wiederentdecke, und treiben so ihr Spiel mit mir. Ich darf auf diese Weise auch nie einen Stein, den ich vermisse, suchen – ich darf ihn nur finden!

taten mir eher leid. Ich empfand es anfangs genauso, wie mit den Ketten. Wie kann man einen Stein nur dermaßen verstümmeln und zweckentfremden? Bei Aschenbechern hört bei mir das Verständnis auf. Aber nachdem ich einem Trinkbecher aus grünem Lagenachat auf dem Flohmarkt nicht widerstehen konnte, war der erste Schritt getan, auch Gegenstände aus Stein in den Kreis meiner Lieben aufzunehmen. Ich reinigte ihn extrem gründlich und nutzte ihn fortan als Trinkbecher. Damit konnte ich mich motivieren, endlich genug zu trinken, was mir sonst ziemlich schwerfiel. Außerdem suggerierte ich mir und dem Becher, dass mich sein Wasser reinigen solle – und siehe da, ich entgiftete einige Tage lang sehr intensiv. Manchmal nehme ich ihn auch nur in beide Hände und betrachte seine Maserung, seine vielen Linien, die mich an die vielen Zwiebelhäute von Sorgen, Leid und schlechten Gewohnheiten erinnern, die ich in diesem Leben noch loszulassen gedenke. Und es fühlt sich gut an!

Beim nächsten Flohmarkt im selben Ort ergatterte ich einen Kerzenständer aus braunorange-weiß-gebändertem Achat, der aussieht, wie zwei ineinandergesteckte und verschobene Würfel und ein ordentliches Gewicht hat. Erstaunlicherweise wird er in meinen Händen immer recht schnell warm, und dient mir jetzt als Halter meiner schönsten Vogelfedern, die ich immer aus dem Wald mitnehme. Er sieht aus, als sei er speziell dafür gemacht, diesen »Luftikussen« Halt zu bieten.

Der Dritte in diesem Bunde ist ein kleiner afrikanischer Serpentin-Adler, ebenfalls auf einem Flohmarkt erworben. Beim Betrachten und Befühlen meines Adlers fand ich heraus, dass sein Schnabel hervorragend dazu geeignet ist, Akupunktur- und Akupressurpunkte zu stimulieren.

Wir sollten uns wirklich mal bewusst machen, wie viele Gesteine uns – in Form von Fensterbänken, Treppenstufen oder auch Grabsteinen – kaum beachtet tagtäglich durchs Leben begleiten, die uns Geschichten erzählen könnten, wenn wir uns die Zeit nehmen würden, zu betrachten, wie der Marmor Schnecken, Urwürmer, Seeanemonen und Ähnliches eingebettet hält …

Ich finde es manchmal extrem schade zu sehen, wie viele Naturkristalle einfach zerschnitten und in andere Formen gebracht werden. Natürlich strahlen und glänzen sie poliert schöner, natürlich würde man manchem Gestein seine wahre Schönheit ohne Schliff und Politur nicht anmerken – aber Kristalle! Nur, weil sie auch mal kleine Risse und Abplatzer haben? Das ist ja wie bei uns Menschen, wenn kleine Falten und Flecken zugespachtelt und übermalt werden.

Es ist Ende März

Ich sitze an einem Bach. Trotz der jungen Brennesseln, die beginnen, ihre gezackten Blätter und kantigen Stengel aus der Erde zu schieben, sieht es nicht besonders schön aus. Alle anderen Pflanzen an diesem Bach, Brombeeren, Gebüsche und junge Weiden, wurden rücksichtslos zurückgeschnitten, man kann es fast schon geschreddert nennen.

Die Wildschweine profitieren davon, leichter Zugang zum Wasser zu finden. Ich sehe ihre Spuren am Ufer, im Morgengrauen haben sie dort sicher ihren Durst gelöscht.

Aber ich sitze jetzt auf einem Brocken Basaltgestein über einer Stelle, wo Wasser glucksend in den Bach hineinströmt. Es bildet wunderschöne Wirbel, auf die die Sonne fließende Lichtstreifen webt. Sie wandeln sich ständig. Das Glucksen ist so schön besänftigend und beruhigend, was guttut, denn ich kam in einer sehr unruhigen Stimmung hierher. Ich steige aus, aus meiner Anspannung, aus der Endwinterstimmung, ein in das sonnige Wasser und habe Sommergefühle. Ich würde am liebsten Schuhe und Socken ausziehen und ins Wasser steigen, ungeachtet der noch recht niedrigen Lufttemperatur, die hier gerade herrscht. Am Rande meines Blickfeldes schwimmt die Spiegelung der Sonne auf der vom Wind und der Strömung bewegten Wasseroberfläche. So kommt es, dass dieses Licht in einem bestimmten Rhythmus, in regelrechten Blitzen bei mir ankommt. Ich schätze, dass es etwa fünf pro Sekunde sind, also fünf Hertz entspricht. Das geht jetzt schon ein paar Minuten so, ich werde ruhiger und ruhiger, und ich weiß, dieses Blitzen beeinflusst meine Hirnströme, sodass sie eine Frequenz annehmen, die im Theta-Bereich (4–7 Hz) liegt und ideal ist für Meditation und um meine Intuition zu verstärken.

Kein Wunder also, dass ich so entspannt bin. Auch das Basaltgestein unter mir versorgt mich mit Information, es schenkt mir eine schwere, warme Energie. Ich gerate in regelrechte Traumsequenzen, sehe das Wasser atmen und pulsieren und habe das Gefühl, ich könnte mich genau jetzt in ein kleines Wesen verwandeln, in dieses unbeschreiblich schöne vom Wasserlauf geformte Becken mit tanzendem Wasser eintauchen, auf dessen Grund sich leuchtend bunte Kiesel sonnen, mir einen Fisch suchen, dem ich die Kiemen kraulen kann, und danach in einem Ballen mit Froschlaich wühlen und die kleinen, bald schlüpfenden, dickbäuchigen Kaulquappen zählen.

Natürlich bin und bleibe ich so groß, wie ich bin und so sehe ich, wie die vom Wind bewegte Wasseroberfläche mit Hilfe der Sonne schlingernde, sich wandelnde Muster auf den zumeist sandigen Bachgrund zeichnet. Das wirkt regelrecht hypnotisierend. Ich habe das Gefühl, ich löse mich beim Beobachten auf, werde selbst konturlos, weich, beweglich, fließend wie Wasser …

Die Lerchen steigen über mir schwätzend und zwitschernd in die Höhe und reißen damit meine Blicke vom Wasser los, wieder nach oben, wo ich weiße Lichtwirbelchen im Himmel sehe. »Luftkaulquappen« nenne ich sie für mich.

Nach solchen Erlebnissen kann man gut verstehen, wie es früher zu Sagen und Überlieferungen von Wassernixen, Wassergeistern und dem Wassernöck kommen konnte! Es war so, also hätte mich der Wassernöck beinahe erwischt! Zum Glück nur beinahe, denn sonst hätte ich ihm für den Rest meines Lebens – zusammen mit seinen anderen Naturgeistern – Wasserlinsen aus den Haaren kraulen müssen!

Die Lerchen haben mich gerettet, dem Himmel sei Dank!

Mineralienhändler und Mineralienbörsen

Wir waren beim Mineraliengroßhändler, weil wir mal große Mengen an Gestein sehen und spüren wollten.

Ein Raum allein war nur für Amethyst-Drusen aller Größen vorgesehen. Mir wurde richtig komisch, ich empfand einen unangenehmen Druck auf dem Kopf, als ob mir jemand einen viel zu kleinen Motorradhelm übergestülpt hätte. Mit diesem unangenehmen Gefühl lief ich auch durch die anderen Räume und konnte so die vielen wunderschönen Steine und Mineralien gar nicht mehr richtig wahrnehmen, geschweige denn würdigen. Es waren mir zu viele Energien, ein wahres Chaos davon. Ich wurde ganz blass und verzog mich auf die Toilette, um mir mit kaltem Wasser Nacken und Gesicht abzuwaschen. Das half ein wenig.

Der Händler war nett und führte mich in seinen Garten. Da machte mein Herz richtige Purzelbäume, denn dort lagen lauter riesige Quarzkristalle im Gras verteilt. Keine ganz klaren, sondern jeder mit einer eigenen Tönung, teils ins Gelbliche, oder Bräunliche gehend, oder verschiedene Rauchquarz-Färbungen. Einer davon kam mir etwas lieblich, mädchenhaft vor, ein Einzelkristall mit Citrinschimmer, vielleicht so schwer wie eine Katze, also ungefähr fünf Kilo. Andere wirkten stolz und unnahbar auf mich. Ich konnte mich überhaupt nicht hinsetzen, um mich vom bereits Erlebten zu erholen, denn begeistert sprang ich von Brocken zu Brocken, denn so wirkten diese großen Kristall-Kraftpakete auf mich. Als ich nach den jeweiligen Preisen fragte, wurde mir wieder komisch – so ein Kerl war demnach für mich nicht drin. Trotzdem funkelte einer mich an. Vier große kompakte Kristalle waren miteinander verwachsen und er schimmerte in einer graugelblichen Tönung. Ich wollte ihn *unbedingt halten, so schwer er auch war, und fragte um Erlaubnis. Der Händler schmunzelte und nickte. Ich nahm »Brocki« – so sollte er später heißen –, so schmutzig wie er war, auf und presste seine immerhin 18 Kilo Gewicht an mich. Ich empfand ihn überhaupt nicht als so schwer, das wunderbare Gefühl, etwas so schönes zu halten, überwog einfach. Da sprang eine ziemlich große Spinne, die wohl bis dahin zufrieden an seiner Unterseite gewohnt hatte, quer über den Stein hinweg auf meine Schulter und meinen Arm entlang auf die Hand und sprang dann ab auf die Wiese. Ich grinste selig, denn ich hatte mich nicht nur in »Brocki« verliebt, sondern auch noch ein wundervolles Krafttier erhalten!*

Der Händler schüttelte den Kopf und sagte, so etwas habe er noch nicht erlebt, er kenne genug Leute, die ganz anders auf die Spinne reagiert hätten. Als er sah, dass ich nur noch zufrieden und verklärt vor mich hinlächelte, mittlerweile mit »Brocki« auf dem Schoß im Gras sitzend, jetzt endgültig mit Erde verschmiert, machte er mir einen so fairen Preis, dass ich nur noch nicken konnte und »Brocki« den Umzug zu uns antrat. Nun sitzt er am Boden bei den Klangschalen vor dem Bücherregal und ist einfach nicht mehr wegzudenken.

Am liebsten gehe ich ja auf die kleinen Liebhaberbörsen, die solche Sammler betreiben, die ihre Mineralien noch selbst finden. Sie empfinden das richtige Feuer für ihre Stücke, das kann man in ihren Augen sehen, wenn sie von Fundstellen und Reisen dorthin erzählen. Auf solchen Börsen sind die Steine auch noch nicht mit esoterischen Bedeutungen belegt und daher meist erschwinglicher. Dort muss ein Bergkristall nicht glasklar und tadellos in der Form sein, man bekommt auch Exemplare, die nicht bearbeitet oder zurechtgeschliffen sind. Bei diesen Gelegenheiten finde ich immer meine Lieblinge, einzigartig in Form und Farbe, mal mit regelrechten Pickeln, mal mit Kerben, mal mit Einschlüssen, die sich im Sonnenlicht draußen als wahre »Regenbogenwerfer« entpuppen. Wenn ich einen mit verheilter Bruchstelle (die entsteht, wenn der Kristall beispielsweise durch ein Erdbeben abgebrochen wird und durch Zufluss von Kieselsäure neue Kristalle an der Bruchstelle wachsen) finde, freue ich mich besonders, das erinnert mich einfach an Heilung.

Ich studiere auch gerne die Kristallisationsformen von Quarzen in meinem Buch *Quarz-Monographie**, und wenn ich einen ergattert habe, der nach einer der darin beschriebenen Formen kristallisiert ist und auch noch als selten gilt, freue ich mich ganz besonders. Ich liebe eben auch in diesem Bereich alles, was anders ist.

Wenn ich aber einmal Hilfe von meinen steinigen oder kristallinen Freunden brauche, stelle ich mich vor die einzelnen Regale, in denen sie aufgebaut sind, und frage: »Wer will heute mit?« Und dann greife ich einen, ohne zu überlegen. Und der bleibt dann, sozusagen als Talisman, in meiner Jackentasche, jederzeit bereit, von mir gegriffen zu werden, bis er wieder auf seinem alten Platz oder aber einem neuen landet!

Gestern Abend schien die Sonne zum ersten Mal nach diesem Winter wieder intensiver auf meine Kommode mit Kristallen. Der Anblick war unbeschreiblich schön. Die Bergkristalle nehmen das Sonnenlicht komplett in sich auf und leuchten wie schneeweiße kantige Säulen. Das machen sie auch, wenn ich sie mit in den Wald nehme, in die Quelle stelle und die Sonne sie bescheint. Jedes Mal wirken sie wie reinweiße Lichtsäulen, auf den Fotos sieht man immer schneeweiße Kristalle, egal, ob sie vorher klar, transparent oder trübe erschienen! Sie strahlen einfach nur weißes Licht zurück.

* Siehe Literatur-Empfehlungen im Anhang.

Fühligkeit und Sehen

Oft passiert es mir, dass ich einen Stein in die Hand nehme und spüre, wie die Lymphe zu fließen beginnt. Oder ich fühle mich beschwingt, manchmal auch beklommen.

Ich kann diese Wirkungen nicht leugnen, obwohl mein sehr ausgeprägtes Vernunftdenken mir gerne einen Strich durch die Rechnung machen würde.

Aber ich spüre, was ich spüre.

Natürlich will ich wissen, was das ist. Also probiere ich weiter! Auch im Dunkeln, oder vor allem dort. Ich schließe alle Fensterläden und Türen, sodass kein Licht mehr ins Zimmer kommt.

Ich öffne die Augen und schaue. Es ist schwer, im Dunkeln zu schauen, da es für die Augen keinen Anhaltspunkt gibt. Also öffne ich die Augen und warte, was kommt. Und meistens kommt etwas. Zuerst ein helles Flackern am Rande des Blickfeldes. Das sind die Aktivitäten und Nervenblitze der Augen, die kreisen und einen Anhaltspunkt suchen. Aber wenn ich ruhig durchatme und etwas warte, hört das auf. Und nach einer kleinen Weile kann ich sicher sein, dass ich keine Nachbilder sehe, die sich – infolge vorher geschehener Einflüsse, wie Scheinwerferlicht, Lampenlicht, Fernseh- oder PC-Bildschirm – für gewöhnlich in der Dunkelheit bilden.

Wenn sich die Augen an die Dunkelheit gewöhnt haben, sehe ich kleinste fitzelige Blitzchen, leuchtende Lohen, wie ein kleines Streichholz, nur nicht so hell und in verschiedenen Farben, Linien, die wie die feinen Rillen auf den Fingerkuppen aussehen.

Aufmerksam wurde ich auf dieses Phänomen, als ich schlaflos im Dunkeln wachlag und spielerisch herumzuexperimentieren begann. Ich rieb meine Hände fest aneinander und hielt sie danach immer näher aneinander, bis ich ein leichtes Stechen an den Fingerspitzen spürte. Wenn ich dann hinschaute, konnte ich tatsächlich azurblaue Blitzchen sehen, die zwischen den Fingern flackerten. Auch Blitze, die um die Finger herumliefen und welche, die aus der Handfläche kamen, konnte ich sehen, sie waren zumeist blau. Mit der Zeit sah ich weiße kleine Löcher in der Hand, die einige Sekunden sichtbar blieben. Auch da tauchten wieder die flammenähnliche Erscheinungen auf. Möglicherweise sind es Energieentladungen, aber ich weiß es nicht. Bei Menschen kann ich im Dunkeln diese Phänomene ebenfalls beobachten, vor allem im Kopfbereich. Dort sehe ich oft kurzfristig weiße Punkte. Das sind vermutlich Akupunkturpunkte.

Seit einiger Zeit kann ich an mir selbst und auch an anderen eine Art von blauer Lichthülle wahrnehmen, die ziemlich diffus ist. Ich sehe sie am deutlichsten, wenn es mir gutgeht. Aber ich sehe es nur im Dunkeln. Wenn ich abends zu Bett gehe und mich richtig auf das Bett und das Einschlafen freue, sehe ich dieses blaue Licht.

Ab und zu habe ich mitten am Tag, immer bei blauem Himmel, plötzlich ein Gewimmel von weißen kleinen kaulquappenähnlichen Gebilden gesehen, die um sich selbst kreisten. Dies Ereignis war immer von einem Gefühl des Glücks und der »Einheit mit der Welt« begleitet und hielt ein paar Minuten an. Es war auch einigermaßen willkürlich herbeiführbar, also kann ich manchmal etwas, das immer vorhanden ist, abrufen. Vielleicht ist es das Od von Herrn von Reichenbach, oder Orgon (nach Wilhelm Reich), die kosmische Lebensenergie. Ich habe – Gott sei dank – auch von anderen gehört, die diese Lichtwirbel wahrnehmen.

Diese Strukturen, die im Dunkeln zu sehen sind, wenn ich ziellos schaue, sind sehr schwer einer Quelle, einem Ursprung zuzuordnen, zumal sie nicht dauerhaft sichtbar sind und das Schauen sehr anstrengend ist. Wenn ich es übertreibe, bin ich so überreizt, dass ich die ganze Nacht sehr unruhig schlafe.

Wenn ich dazu einen Kristall in die Hand nehme und in die Richtung schaue, wo der Stein auf meiner Hand liegt, sehe ich nach kurzer Zeit, je nachdem, welchen Kristall ich halte, weiße Pünktchen, wabernde blaue oder violette Farbwolken, weiße Linien und Strukturen.

Wohlgemerkt, es ist stockfinster.

Meine Idee dazu ist folgende:

Die Elektronen, die um die Atome herumtanzen, werden durch die Wärme meiner Hand angeregt. Sie ändern den Ort, weil sie Energie zugeführt bekommen haben. Wenn sie auf ihren ursprünglichen Platz, ihre Schale, zurückspringen, geben sie die erhaltene Energie in Form von subtilem, kaum wahrnehmbarem Licht ab. Man darf sich das jedoch nicht so vorstellen, dass der Stein wie Phosphor strahlt. Er scheint durch die Hand-Wärme eine Art Energiekörper zu bekommen und dieser ist so feinstofflich, dass ihn nur hochsensible Personen wahrnehmen können.

Tagsüber werden diese, sehr feinstofflichen, Impulse durch dominante Augen-Sehnerv-Bilder überdeckt.

Es kann aber auch sein, dass das aktivierte Kristallgitter mit seinen tanzenden Elektronen eine Frequenz abgibt, die mein Gehirn in einen alpha- oder gar theta-Zustand (Erklärung siehe unten) versetzt und mich nicht nur ruhigstellt, sondern auch optische Eindrücke, wie die beschriebenen Farbwolken und Strukturen, sehen lässt, die in der Sehrinde am Hinterkopf produziert werden, sodass also ein »Kopfbild« entsteht. Das bedeutet nicht, dass es eingebildet ist, sondern dass die Sehrinde auf Nerven-Impulse reagiert und ein Bild erzeugt.

Wie verhält es sich nun genau mit den Gehirnwellen?

Das Gehirn besteht aus Nervenfasern, die Befehle an den Körper teils auf chemische, teils auf elektrische Weise abschicken. Diese

Befehle werden mit einer bestimmten Frequenz abgeschickt, das heißt mit einer bestimmten Anzahl pro Sekunde(Hertz).

(Delta) Im Schlaf sind das 1–4 Hz
(Theta) In der Meditation überwiegen die Theta -Wellen mit 4–7Hz
(Alpha) In der einfachen Entspannung, Visualisation sind es Wellen mit 5–10 Hz
(Beta) Aufmerksamkeit, Konzentration,12–36 Hz
(Gamma) Klarheit, Aufnahme, Aktivität, 40 Hz

Diese Frequenzen werden mit dem EEG (Elektroenzephalogramm) gemessen. Das sind die Hirnwellen, oder Hirnströme.

Gestern Abend wollte ich es erzwingen, wollte im Dunkeln Steinwolken sehen. Ich legte mich also hin, nahm in jede Hand einen meiner roten Brekzienjaspise, einer weinrot, einer auberginefarben, die als Handschmeichler in Form von großen Oliven geschliffen sind. Ich blickte im Dunkeln erst in Richtung Steine, schloss dann die Augen und sah flüchtig eine trübe rotbraune Farbwolke. Danach fing ich an, herzhaft zu gähnen, und konnte kaum aufhören damit. Als es endlich vorbei war, merkte ich, wie bleischwer ich mich jetzt fühlte und wie entspannt ich war. Ich hatte das Gefühl, durch die Matratze durchzusacken. Ich schätze mal, meine Hirnwellen waren im Theta-Bereich, also Wohlbefinden pur!

Ich hatte auch vorher schon begonnen, die Energien, bzw. die Ausstrahlung verschiedener Kristalle, zu beobachten. Angefangen habe ich mit einem wunderschönen Quarzbrocken, der aussieht wie ein Stück Eis und der einen roten Fleck, eher eine rote Flocke, beinhaltet. Eine Seite davon ist glatt abgeschnitten. Er passt in den leicht gekrümmten Handteller. Im Dunkeln betrachtet zeigte er zuerst, nach einer kleinen Weile, im Umfeld von zehn Zentimetern vereinzelte kleine weiße Lichtpunkte. Dann tauchte mitten im Blickfeld ein etwa walnussgroßer blauer Lichtfleck auf, der sich linksdrehend aus dem Kristall erhob. Ich war fasziniert und erschrocken zugleich, sodass die Wahrnehmung sogleich wieder verschwand, als zöge sich ein Wesen wieder zurück.

Den nächsten Versuch startete ich mit einem Rauchquarz, auch ein handlicher Brocken, der aussieht, als bestünde er, wie ein verwunschenes Schloss, aus verschiedenen Zinnen und Türmen, die aber schräg zueinander versetzt stehen und von unterschiedlicher Stärke und Färbung sind. Viele Störungen und Unruhen scheinen sein Wachstum begleitet zu haben.

Es dauert immer etwas, bis ich in der Dunkelheit Zugang zu ihm bekomme. Plötzlich erschienen violette Flecken und vergrößerten sich, blieben aber überwiegend am Rande meines Blickfeldes. Mir ist plötzlich, als würde ich in ihn hineingezogen und ich hatte ein Gefühl, als wenn ich meditiere und innerlich in einen tieferen Zustand geraten würde. Das war dann plötzlich wieder vorbei.

Ich habe auch ein ganz besonderes Exemplar, einen gezüchteten Schwingquarz. Er hat eine perfekte gleichmäßige Gitterstruktur, weswegen er eigentlich für technische Zwecke hergestellt wird. Er hat die Form eines etwas flachgedrückten Doppelenders. Wenn ich eine Taschenlampe an einen seiner Pole halte, kommt das Licht in der gleichen Stärke am anderen Ende wieder zum Vorschein. Bei anderen Bergkristallen ist das nicht der Fall, da wird das Licht durch Risse, Einschlüsse und dergleichen abgelenkt, aufgenommen, reduziert. Auf diese Weise kann man auch die Stelle erkennen, an der ein natürlich gewachsener Doppelender seine zweite Spitze angesetzt hat, denn dieser Bruch in der Gitterstruktur ist, wenn nicht bei Tageslicht, dann doch mithilfe einer Taschenlampe, erkennbar.

Ich habe erst vor kurzem angefangen, ihn »anzuschauen« denn zunächst einmal hörte ich ihn nur. Wenn ich ihn zur Hand nehme, höre ich einen kontinuierlichen tiefen Ton. Frage mich keiner, was da passiert, es ist einfach so. Bisher sehe ich weiße Lichtpunkte und Lohen, farbige Punkte, die wie die Glut von Holz oder Kohle aussehen. Und feine weiße parallele Linien, die in der Höhe des Kristalls erscheinen.

Ich glaube, da gibt's noch viel auszuprobieren und herauszufinden. Ich würde mich freuen, wenn Sie, lieber Leser, mich dabei unterstützen und mir Ihre eigenen Erfahrungen mitteilen würden. Denn aus eigener Erfahrung weiß ich, dass man manchmal Erfahrungen macht, die man sich selbst nicht glaubt oder sich gar ausredet, weil man glaubt, sich dies nur einzubilden. Doch wenn man erfährt, dass andere Ähnliches erleben, so wie Sie es jetzt in diesem Buch lesen können, entsteht etwas Neues, eine Zuversicht, ein neues Selbstvertrauen!

Hier noch eine Meditation, die hilft, einen Stein, den man sich ausgesucht hat (oder auch umgekehrt!), besser kennenzulernen:
Ich benutze hier einfach die vertraute Anrede »du«, das macht das Loslassen einfacher!
Lass dir die Meditation vorlesen oder sprich sie einfach vorher auf ein Tonband.
Ich werde diese und andere Meditationen demnächst auf CD anbieten.

Kennenlernmeditation

Du liegst mit dem Stein deiner Wahl in der Hand völlig entspannt auf einem bequemen Platz und hast vorher dafür gesorgt, dass du eine Weile nicht gestört wirst.
Wenn du möchtest, kannst du dich warm zudecken. Lege beide Hände auf deinen Bauch.

Nun schließe deine Augen, und atme einmal langsam tief ein – und ebenso langsam wieder aus. Fühle dabei, wie du immer ruhiger und ruhiger wirst.

Atme nun noch einmal ganz bewusst tief ein – und wieder aus. Du spürst dabei die Schwere deiner Hände mit dem Stein auf deinem Bauch. Und nun noch einmal – tief ein- und wieder ausatmen.

Inzwischen haben deine Hände Kontakt zu dem Stein aufgenommen. Der Stein schickt seine Schwingung und das, was er dir zu sagen hat, in deine Hände, von da aus über die Nervenbahnen und über die Gefäße (Adern) zu dir. Das kommt bei dir an, wie ein belebender oder auch schwerer, aber sehr angenehmer Strom, der durch dich hindurchfließt. Wenn du möchtest, kannst du diesen Strom in Farben, die dir gefallen, durch deinen Körper fließen sehen.

Du kannst diesen Strom auch als Licht wahrnehmen, das durch dich hindurchströmt und Stellen, die zu eng sind, weitet, und dunkle Stellen in dir aufhellt oder durchleuchtet, Stockendes und Stehendes wieder zum Fließen bringt.

Du spürst diesen wunderbaren Kraftstrom unaufhaltsam deinen ganzen Körper durchfließen und ein Gefühl von Erleichterung und Heilung verbreiten.

Du fühlst dich unendlich wohl und geborgen in diesem Fluss, der alles, was dich eng macht und dunkel und schwach, auflöst und dich dabei reinigt.

Du möchtest so noch ein wenig liegen bleiben und nur deinem Kraftstrom nachspüren …

Genieße diesen Zustand und gehe dabei in Gedanken zu dem Stein in deiner Hand und frage ihn noch, ob er eine Botschaft für dich hat. Höre ihm zu, bedanke dich und dann verabschiede dich von ihm. Vielleicht hat er dir einen besonderen Klang geschenkt, einen wunderschönen Lichtstrahl oder eine Farbe, möglicherweise deine neue Lieblingsfarbe. Was es auch sei, es ist ein Geschenk an dich!

Lege ihn nun beiseite, recke und strecke dich, gähne, und wenn du magst, atme einmal tief durch und komme wieder an!

Wenn du magst, erzähle nun gleich, oder schreibe auf, was dir begegnet ist. Dabei fallen dir sicher wieder Sachen ein, die du sonst vielleicht vergessen hättest, und das wäre doch schade!

Solche Meditationen kann man jederzeit machen, immer dann, wenn man einen neuen Stein besser kennenlernen oder mit seinem vertrauten Stein noch einmal reisen möchte. Oder wenn man einfach mal nachschauen will, wie es im Moment da aussieht, wo man Licht hineinbringen will …

Nachwort

Ich hoffe, mein Buch kann ein wenig Licht bringen, vielleicht sogar viel!

Sie haben es jetzt gelesen und die neuen Erkenntnisse haben sicher schon angefangen, zu wirken! Vielleicht sind es ein paar Tränen, die gekullert sind, vielleicht war es ein spontanes befreiendes kleines Lachen, das sich durch die Kehle drängelte, vielleicht das alles, noch viel mehr oder gar nichts davon. Erwarten Sie nichts – oder alles! Suchen Sie nicht, sondern finden Sie! Finden Sie sich und Ihren inneren Reichtum, Ihren verborgenen Schatz. Ich hoffe, ich konnte Ihnen dabei helfen, sich auf den Weg zu machen, um den wundervollen lichtdurchströmten inneren Kristall zu finden, der bisher durch die Umstände so verborgen war und verdeckt.

Er darf jetzt auftauchen in Ihrem Leben und strahlen!

Ich möchte Ihnen auch gerne helfen, den Weg, den Sie gerade begonnen haben, weiterzugehen, auch und gerade wenn Stolpersteine auftauchen. Wenn wir alleine sind mit diesem unserem soeben neu entdeckten Ich, glauben wir manchmal, wir seien tatsächlich alleine, aber das stimmt nicht. Wir sind so viele, und wir dürfen uns gegenseitig unterstützen!

Ich bin Heilpraktikerin und habe eine Homepage, auf der ich gerade Seiten für Hochsensible einrichte. Fragen Sie bei mir an oder schauen Sie erst einmal einfach auf der Homepage nach. Wenn sich Interesse ergibt, schreiben Sie mir und ich werde Beratungen und Seminare anbieten!

Ich freue mich auf Sie!

Die Adresse der Homepage lautet: www.das-wasser-des-lebens.eu

Literatur-Empfehlungen

Elaine N. Aron: *Sind Sie hochsensibel? – Wie Sie Ihre Empfindsamkeit erkennen, verstehen und nutzen.* Moderne Verlagsgesellschaft, 2005.

Bärbel Mohr: *Bestellungen beim Universum.* Omega, 2004.

Rhonda Byrne: *The Secret.* Goldmann, 2007.

Das große Lexikon der Heilsteine, Düfte und Kräuter. Verlagsgesellschaft Methusalem, o.J.

Alice Miller: *Das Drama des begabten Kindes.* Suhrkamp, 2008.

Rudolf Rykart: *Quarz-Monographie.* Ott Verlag, 1995.

Und natürlich:

Jutta Nebel: *Hochsensible voll im Leben. Das HSP-Arbeitsbuch.* Schirner, 2009.

Ebenso von der Autorin erschienen im Schirner Verlag

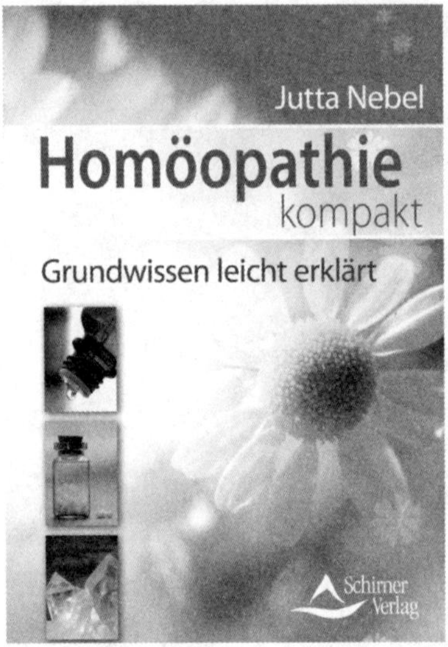

Jutta Nebel

Homöopathie kompakt

Grundwissen leicht erklärt

96 Seiten

ISBN 978-3-89767-912-2

In diesem Büchlein führt Heilpraktikerin Jutta Nebel Sie anhand ihrer beruflichen wie auch persönlichen Erfahrungen auf leicht verständliche Weise in die Klassische Homöopathie ein.

Die Autorin erklärt die Grundidee sowie die Wirkungsweise dieses Heilverfahrens, erläutert die Geschichte der Homöopathie und gibt wertvolle Hinweise für die Kommunikation mit einem Homöopathen. Des Weiteren bekommen Sie praktische Tipps für den Umgang mit homöopathischen Heilmitteln und erhalten von den 30 wichtigsten eine Auflistung der jeweiligen Arzneimittelbilder.

Wenn Sie sich bislang noch nicht mit Homöopathie beschäftigt haben und mehr darüber erfahren wollen, dann kann die Lektüre dieses Büchleins der erste Schritt zur Linderung und Heilung Ihrer Beschwerden sein.

Erschienen im Stb

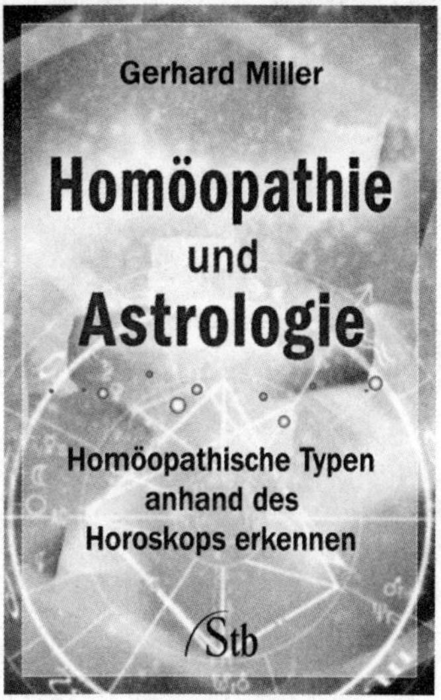

Gerhard Miller

Homöopathie und Astrologie

Homöopathische Typen anhand des Horoskops erkennen

168 Seiten

ISBN 978-3-89767-620-6

Astromedizin ist eine Kombination aus Astrologie und der Erforschung psychosomatisch bedingter Krankheiten. Das Geburtshoroskop zeigt den Menschen in seiner Gesamtheit, also mit seinen Schatten, Projektionen, Ängsten und verdrängten Komplexen. In dieser ungeahnten Tiefe gibt es Hinweise auf eine Bereitschaft, bestimmte Krankheiten zu bekommen (Disposition). Ein verkürztes Beispiel: Der typische Lycopodium-Patient hat ein »Gefühl verlorener Größe«. Dies entspricht einem Löwe-Aszendenten, da der Aszendent wesentliche Informationen aus unserer Vergangenheit bereithält.

Im vorliegenden Buch werden homöopathische Persönlichkeitstypen mit passenden astrologischen Konstellationen kombiniert. Dies ermöglicht ein leichteres Repertoirisieren und letztlich eine erfolgreiche Verordnung homöopathischer Mittel. Der Autor erforscht das Geburtshoroskop und vergleicht dessen Konstellationen mit den Geist- und Gemütssymptomen von 27 bedeutenden Arzneimittelbildern. In diesen Beschreibungen gelingt ihm eine ebenso humorvolle wie tieflotende Darstellung homöopathischer Persönlichkeitstypen.